Hematology
ヘマトロジー

血液学からみる**がん免疫療法**の新時代

順天堂大学医学部内科学血液学講座
主任教授 **小松則夫** 編

1
2019 No,1

クリニコ出版

巻頭言

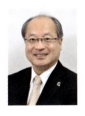

小松 則夫
Norio Komatsu
順天堂大学医学部内科学血液学講座
主任教授

　本号は『ヘマトロジー』の創刊号であると同時に，クリニコ出版が設立されて初めての記念すべき血液関連の刊行本でもある。直江知樹先生（国立病院機構名古屋医療センター　名誉院長）を顧問にお迎えし，編集企画委員である豊嶋崇徳先生（北海道大学大学院医学研究院血液内科学教室　教授），宮﨑泰司先生（長崎大学医学部原爆後障害医療研究所　教授）と私の３人で，これまでにない新たな専門誌を編集しようということになった。『ヘマトロジー』は，「特集」，「総説」，「セカンドオピニオン（症例，PROs & CONs）」，「血液アトラス」，「知っておくべき最新臨床試験」の５項目に加え，特集に関する鼎談から構成されており，若い血液内科医からベテランの血液内科医まで幅広く満足していただける大変贅沢な専門誌となっている。今回の創刊号では，特に注目されているがん免疫療法を特集し，第一線でご活躍の先生方にご執筆いただいた。そのうちCAR-T細胞療法に関しては，さらに理解を深めてもらえるよう鼎談を企画した。「総説」では，再生不良性貧血に対する新たな治療薬として注目されているトロンボポエチン受容体作動薬とわが国で確立されたCD5陽性びまん性大細胞型B細胞リンパ腫に関し，それぞれの専門家に執筆していただいた。「セカンドオピニオン（症例，PROs & CONs）」では，骨髄増殖性腫瘍症例の治療選択に迷う症例について，PROs & CONsのかたちで桐戸敬太先生（山梨大学大学院総合研究部医学域臨床医学系（血液・腫瘍内科学）　教授）に執筆をお願いした。「血液アトラス」では，私が最も信頼している血液病理医の伊藤雅文先生（名古屋第一赤十字病院　副院長）と，血液形態学の神様と称される阿南建一先生（福岡大学医学部腫瘍血液感染症内科細胞病態解析学講座　客員講師）に執筆をお願いした。血液学の基本は形態学であるが，苦手としている先生方も多いように思う。そこで写真をみていただければ，私がこの先生方に執筆をお願いした理由は十分におわかりいただけるであろう。最後の「知っておくべき最新臨床試験」では，数多くある臨床試験のうち，知っておかなければならない最新の臨床試験を伊豆津宏二先生（国立がん研究センター中央病院血液腫瘍科　科長）に紹介していただいた。

　各領域の第一線で活躍している先生方に執筆していただき，創刊号にふさわしい出来栄えになったことに編者として非常に満足している。最後に，たいへんお忙しいなか，快く執筆をお引き受けくださった先生方，このような貴重な編集の機会を与えていただき，そして編集にあたって，さまざまなご助言をくださったクリニコ出版の河田氏にこの場を借りて深謝する。

令和元年10月　教授室にて

『ヘマトロジー』創刊を祝して

　新たな逐次刊行物『ヘマトロジー』が創刊された．今やインターネットでひととおりの情報は集まる時代であり，医学雑誌不況も宜なるかなと思っていた矢先のことで，新しいシリーズ書籍の企画を聞いたときは少々驚いた．一方，ネットによい記事が出ても記録や業績として残らない，ネットの医学情報はスポンサー絡みのものが多く，読みたくなるような記事のほとんどは英語である，といった声もよく聞く．そのような現状のもと，順天堂大学・小松則夫 主任教授，北海道大学・豊嶋崇徳 教授，長崎大学・宮﨑泰司 教授がクリニコ出版・河田氏らとともに立ち上げられた媒体が『ヘマトロジー』である．

　現在の医学はますます高度化・細分化しており，分野が違うとコミュニケーションすら難しくなっている．また発見や研究を評価したり振り返ったりする間もなく次々に論文が出ており，研究者はデータのなかに埋没しそうになっている．エビデンスや実証，そして実利のみが重んじられ，研究者の個性やワクワク感といったものが感じられない．こういった印象をもつのは私だけではあるまい．ここでは21世紀の血液学を展望するというような高い視点をもち，優れたレビュー誌になってほしいと期待するものである．

　逐次刊行物『ヘマトロジー』として斬新さを出すためにどうすればよいか，小松先生以下，いろいろ考えておられると思う．目を引くタイトルやテーマといった点はもちろんであるが，これまでよくあるような特集構成にとどまるのではなく，サイエンスとしての面白さ，歴史的な背景，研究者の人物像などを織り込む工夫が必要ではないか，そして賢者たちのオピニオンも載せていただきたいと思っている．いずれにしても従来の雑誌とは異なった視点や切り口でアプローチし，若きヘマトロジストたちに受け入れられ，息の長い媒体となることを祈っている．

2019年10月

国立病院機構名古屋医療センター 名誉院長
直江 知樹

編者・執筆者一覧

編者

小松　則夫　　順天堂大学医学部内科学血液学講座 主任教授

執筆者（執筆順）

豊嶋　崇徳　　北海道大学大学院医学研究院血液内科学教室 教授

伊豆津宏二　　国立がん研究センター中央病院血液腫瘍科 科長

平松　英文　　京都大学大学院医学研究科発達小児科学 講師

丸山　大　　　国立がん研究センター中央病院血液腫瘍科 病棟医長

影山　愼一　　三重大学大学院医学系研究科遺伝子・免疫細胞治療学 教授

大嶺　謙　　　自治医科大学医学部内科学講座血液学部門・
　　　　　　　同大学免疫遺伝子細胞治療学（タカラバイオ）講座 准教授

土方　康基　　東京大学医科学研究所 ALA 先端医療学社会連携研究部門・
　　　　　　　同附属病院総合診療科 特任助教

谷　憲三朗　　東京大学医科学研究所 ALA 先端医療学社会連携研究部門・
　　　　　　　同附属病院総合診療科 特任教授

山﨑　宏人　　金沢大学附属病院輸血部 准教授

山口　素子　　三重大学医学部附属病院血液内科 講師

桐戸　敬太　　山梨大学大学院総合研究部医学域臨床医学系（血液・腫瘍内科学）教授

伊藤　雅文　　名古屋第一赤十字病院 副院長

阿南　建一　　福岡大学医学部腫瘍血液感染症内科細胞病態解析学講座 客員講師

目 次

巻頭言 ………………………………………………………………………（小松 則夫）
『ヘマトロジー』創刊を祝して ……………………………………………（直江 知樹）

鼎談
CAR-T 細胞療法の今 …………………………（豊嶋 崇徳，伊豆津 宏二，平松 英文）8

特集：血液学からみるがん免疫療法の新時代
1) 免疫チェックポイント阻害剤 ……………………………………………（丸山 大）18
2) がん抗原特異的 TCR 導入 T 細胞療法 …………………………………（影山 愼一）26
3) キメラ抗原受容体(CAR)T 細胞療法 ……………………………………（大嶺 謙）35
4) 樹状細胞療法 ……………………………………………（土方 康基，谷 憲三朗）46

総説
1) 再生不良性貧血におけるエルトロンボパグ治療 ………………………（山﨑 宏人）55
2) CD5 陽性びまん性大細胞型 B 細胞リンパ腫 …………………………（山口 素子）62

セカンドオピニオン（症例，PROs & CONs）
MPN の治療選択 ……………………………………………………………（桐戸 敬太）71

血液アトラス ― 臨床に還元できる血液像・血液病理の「読み方」をナビゲート
1) 組織パターンでみる造血細胞腫瘍 ………………………………………（伊藤 雅文）76
2) AML の光顕的診断の目視録に迫る ……………………………………（阿南 建一）83

知っておくべき最新臨床試験
若年者の未治療 CLL に対するイブルチニブ・リツキシマブ併用療法とリツキシマブ併用
化学療法のランダム化比較第Ⅲ相試験（ECOG-ACRIN E1912 試験）…（伊豆津 宏二）94

索引

投稿規定

本書に対するご意見，ご感想を，当社ホームページまでお寄せください。
➡ http://clinica-pub.com/

Talk 鼎談

CAR-T細胞療法の今

【敬称略】
司　会：豊嶋　崇徳
　　　　（北海道大学大学院血液内科学教室 教授）
出　演：伊豆津宏二
（発言順）（国立がん研究センター中央病院血液腫瘍科 科長）
　　　　平松　英文
　　　　（京都大学大学院医学研究科発達小児科学 講師）

豊嶋　白血病・リンパ腫に対する新しい治療法として免疫細胞療法，その代表であるCAR-T細胞療法がいよいよわが国にも上陸することになりました。これはFDAで初めて認可された世界初の遺伝子治療です。

本日は経験の深い両先生から，CAR-T細胞療法の治療成績，将来展望，問題点等について語っていただきます。

まず，CAR-T細胞のCARというのはどのようなものでしょうか。

I　CAR-Tとは

伊豆津　CARというのは，キメラ抗原受容体のことです(図1)[1]。今回承認されたキムリア®で用いられているキメラ抗原受容体は，CD19を標的とした抗体の可変領域とT細胞受容体(T-cell receptor：TCR)のCD3ζ，さらに共刺激ドメインの4-1BBを結合させたもので，CAR-T細胞療法は，キメラ抗原受容体をコードする遺伝子を患者さん自身のT細胞に遺伝子導入，形質転換し

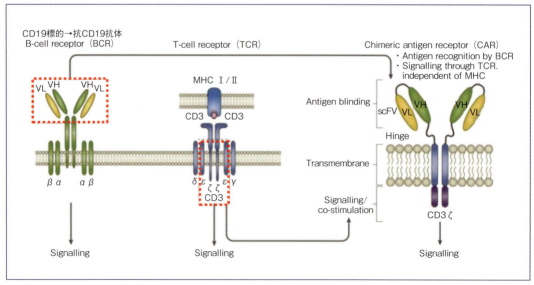

図1　CAR（キメラ抗原受容体）とは

（文献1より引用）

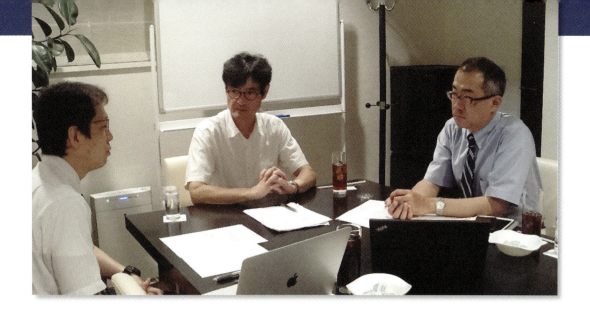

て行う治療です。

豊嶋 CD19という抗体を利用しますが，通常の第一世代型の抗体はFc受容体をもったエフェクター細胞をリクルートすることになるので，NK細胞やマクロファージを利用することになり，最も強力なT細胞を利用できないという欠点がありました。その後，第二世代型の抗体療法といわれるbispecific抗体は，T細胞を動員することができるようになり，第三世代型であるCAR-T細胞自身が攻撃能力を備えたということですね。

平松先生，CAR-Tには第一世代や第二世代などがありますが，現在の抗体がどこにあたるのか，さらには各世代の特徴を教えてください。

平松 CAR遺伝子の導入については，およそ30年前に，イスラエルの免疫学者が論文で発表しています。

抗体の可変部分とT細胞の細胞内シグナルを伝えるいちばん重要な部分であるゼータチェーン（ζ鎖）をつなげて，リンパ球に導入したところ，主要組織適合遺伝子複合体（major histocompatibility complex：MHC）に依存することなく，抗体の特異性だけで（MHC非拘束性）リンパ球を活性化できるという驚くべき内容でした。

その後，米国でこの構造をもったいわゆる第一世代CAR-T細胞（抗体の可変部分とζ鎖をもったCAR-T細胞）を使った固形腫瘍に対する第Ⅰ相臨床試験が実施されましたが，CAR-T細胞は腫瘍には集積するものの，臨床的にはほとんど役に立たないという結果となりました。輸注されたCAR-T細胞数が少なかったこと，十分なCAR-T細胞の活性化がみられなかったこと，ターゲットとすべき腫瘍抗原の選択など改善すべき点が考察されました。

T細胞の十分な活性化には，TCRを通じた非自己ペプチドによる直接の活性化以外にセカンドシグナルとよばれるもう1つの経路が必要です。

最も知られているのはCD28による刺激ですが，CAR-T細胞の十分な活性化のためにこのセカンドシグナルを導入した第二世代CAR-Tが開発されました。T細胞に導入するCAR遺伝子に，CD28や4-1BBなど，他のセカンドシグナルのドメインを入れることによって，CAR-T細胞のより長く続く活性化を目指した試みがなされました。第二世代CAR-T細胞を使った試験のうち，最初に大きな成功を収めたのがCD19に対する第二世代CAR-Tです。難治性の小児白血病の患者さんに対する成功から，CD19に対する第二世代CAR-T試験が一気に進展したという経緯があります。

伊豆津 第三世代は共刺激ドメインが複数ある

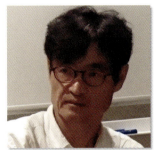
■豊嶋崇徳 先生

もの，第四世代ではサイトカインを産生する遺伝子が組み込まれているのが特徴です。これによって，CAR-T 細胞の作用を高めることを期待しており，アームド（武装）CAR ともよばれています（図2）。

豊嶋 ユニバーサル CAR-T というのもありますが，それはどのようなものですか。

伊豆津 通常の CAR-T では患者さん自身からリンパ球を採取して，CAR 遺伝子を導入しなくてはならないため，どうしても時間がかかってしまい，必要なときにすぐ治療ができないという難点があります。このため，あらかじめ第三者のリンパ球に CAR を導入して凍結保存しておき，だれに対してもすぐ使えるというのがユニバーサル CAR-T の利点です。ただ，第三者のリンパ球由来の TCR が存在していると，患者の正常臓器を攻撃する GVHD（graft-versus-host disease；移植片対宿主病）が合併症として起こるリスクがあるため，ゲノム編集技術を用いて TCR 遺伝子を落としておく必要があります。このような新たな CAR-T 細胞療法も，海外では臨床試験として始まっています。

豊嶋 第二世代からスタートしましたが，これからさまざまな製品が出てくるということがよくわかりました。

T 細胞には主刺激と副刺激が必要であり，副刺激に CD28 と 4-1BB が代表として挙げられます。キムリア®の場合には，4-1BB を使ってい

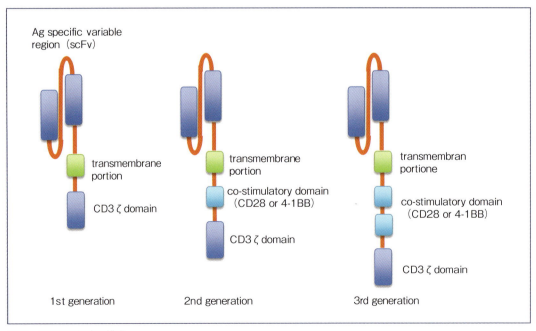

図2　CAR-T 細胞の構成

（筆者作成）

す．副刺激の種類によって，T細胞の活性化と持続性のパターンが異なることが最近わかってきております．たとえば4-1BBを用いた場合には，セントラルメモリーT細胞に分化をして，長持ちしながら効果をもたらす働きをする．それに対して，CD28を副刺激ドメインに使ったCAR-T細胞では，最初の増殖が活発でエフェクターメモリーT細胞に分化するので，長持ちという面では4-1BBに劣るといった特徴があります．今後，キムリア®以外にさまざまなCAR-T細胞療法が出てくると，特徴や副作用が異なるので気をつけないといけないと思います．

ところで，CAR-T細胞療法の不応性のメカニズムとしてどのようなものがありますか．

伊豆津 初めからCAR-T細胞が全く増えない初期抵抗性ということがありますが，その機序は解明されておらず，治療前に in vitro の検討で予測することも現在はできないと思います．そのほか，いったん奏効した患者さんで，再発する機序としてCD19遺伝子の変異により，CD19の抗原性が失われることや，CAR-T細胞の疲弊（exhaustion）などが知られています．

II 急性リンパ性白血病（成績，治療アルゴリズム）

豊嶋 それでは，適用となった急性リンパ性白血病（acute lymphoblastic leukemia：ALL）の成績について教えてください．

平松 小児のALLの治療成績は非常によいのですが，20％程度の患者さんは再発あるいは，化学療法が最初から効かない難治性の患者さんです．そういった患者さんに対する治療法には確立したものはなく，いくつかの新しい抗がん剤が登場してはいるものの，なかなかうまくいかないというのが現状です．このCAR-T細胞療法によって，そういった患者さんの80％以上に寛解をもたらしうるということがフィラデルフィア小児病院のグループの報告で明らかになりました．現在，欧米や中国でも小児，若年成人のALLに対するCAR-T細胞療法が積極的に行われているのですが，大半のCAR-T細胞が第二世代CD19に対するもので，各研究グループがほぼ同じような成績を挙げています．合併症，再発の問題など克服すべき課題はありますが，従来の方法では治癒できなかった患者さんに，長期的にいっても5〜60％の長期生存がみられるこの新しい治療に対して，現在，大きな注目が集まっています．そしてようやくわが国でも使えるようになってきたという状況です．

豊嶋 ALLについて，提供は25歳までということで主に小児です．小児のALLの治療成績はよいのですが，適応になるのはどのような患者でしょうか．

平松 治験では再発後，化学療法を行ったが寛解に入らなかった患者さんや移植後の再発の方が対象になっていました．上市後に関しては，細かくは記載されていない部分もありますが，基本的にはそれに準じた患者さんが対象になると考えられます．

豊嶋 寛解導入できない例は，どのくらいいらっしゃるのですか．

平松 小児では，寛解導入不能症例は全体の10％に満たないです．

豊嶋 それ以外では，どのような患者さんが適応となりますか．

平松 CAR-T細胞治療の対象の患者さんは主に治療中再発で，再寛解に至らない患者さんと移植後再発が主になると考えられます．

豊嶋 小児のALLで，移植に進むのはどの程度ですか．

平松 全体の20％程度になるのではないかと思います．

豊嶋 比較的セレクトされた方に，これが適用されるということになりますね。さらにはキムリア®が誕生したことによって，小児のALLのプロトコールのアルゴリズムはなにか変化が起きると考えられますか。

平松 現在，まさにディスカッションが始まったところです。対象は再発の患者さんが主になってくると予測されますので，現在まで，移植に進んでいた再発の患者さんの相当数がキムリア®を目指すことが予想されます。

豊嶋 そこですね。今までは全員移植を行っていましたが，移植前にキムリア®がくることもありえますね。

平松 そうですね。

伊豆津 移植とセットで移植への橋渡しとしてキムリア®が使われるにとどまるのか，キムリア®単独で治癒が目指せるという位置づけになるのかどうなのでしょうか。

平松 私もそこが重要なポイントだと思っています。昨年の米国血液学会でもノバルティスファーマ社のグループから報告が出ていましたが，CAR-T細胞療法後，寛解を達成した患者さんで，いわゆる微小残存病変（minimal residual disease：MRD）陰性の患者さんでは相当数がそのまま寛解を維持するというデータが報告されております。

　一方で，MRD陽性の寛解では高率に再発するということがわかってきています。そのため，研究グループによって，CAR-T細胞療法はブリッジングという位置づけでその後移植が必要と考えているグループもありますが，ノバルティスファーマ社のグループは，多くの患者さんが長期に寛解を維持していることを踏まえ，移植を妨げはしないが，最終治療として位置づけています。われわれの実際の治験でも，その後再発された患者さんもいますので，今後はMRDで層別化を行って，必要な患者さんには移植するといった戦略を考慮できるよう研究が必要と考えています。

豊嶋 ブリナツモマブが上市されたことによって，欧米では少し早めに使うという，特に完全寛解（complete remission：CR）であるけれどもMRDが残っているようなケースは，ブリナツモマブを投与すると非常に効率に治療できているのですね。そのような患者さんのブリナツモマブとCAR-T細胞療法の使い分けはどうですか。

平松 それも大事なディスカッションポイントで，まだ治療方針は確立しておらず，流動的な状況だと思います。現実的には，CAR-T細胞療法が臨床で自由に使えるようになるまで，しばらく時間がかかると思われますので，一定程度病状が安定して待っていられる患者さんにとっては，CAR-T細胞治療を待つという選択肢もあるかもしれません。しかし，現実的にはそこまで待てないことが多いでしょうから，現実的な選択肢としてブリナツモマブを使用するのがよいと思います。ただ，この先もっとCAR-T細胞が使えるようになったときに，どのような患者さんがブリナツモマブ，あるいはCAR-T細胞によく反応するのかを予測できるようなバイオマーカーをみつけにいく必要があるのではないかと思っており，そういったことを探索的に調べるような研究が必要だろうと考えています。

豊嶋 ALLの治療のプロセスにおいて，MRDの測定というのはますます重要なポイントになると思います。現在の保険だとMRDは1回ですか。

平松 初発時とフォローアップで2回分しか測れないということになりますね。

豊嶋 だから，どうしてもそこに制約がでますね。治療は進歩してるのに検査の制限がありますね。ALLですと中枢神経浸潤の問題がありますが，中枢神経浸潤再生に対するCAR-Tの効果を教

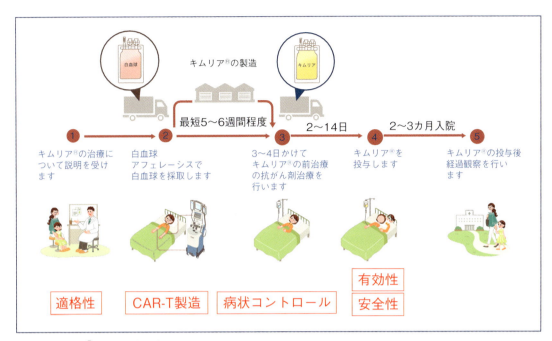

図3 キムリア®による治療の流れ

(文献2より引用改変)

えてください。

平松 ジュノ・セラピューティクス社の成人ALLに対するCD28を用いた第二世代のCAR-T細胞治験において，中枢神経の合併症が多発しました。その事実から，CAR-T細胞治療と中枢神経病変は，相性が悪いのではないかという印象が広まっています。実際，われわれが参加したノバルティスファーマ社のキムリア®の国際共同治験でも，活動性の中枢神経白血病を有する患者さんは，治験には入れませんでした。たしかに，点滴静注で投与されるCAR-T細胞が髄腔内に検出されるということがわかっています。しかし，フィラデルフィア小児病院において，中枢神経病変陽性の患者さんにCAR-T細胞治療を行った経験がすでに報告されております。結果としては中枢神経系の副作用の増加はなく，中枢神経白血病に対する効果も認められているようです。わが国でのキムリア®の市販での使用においては，アクティブな病変，つまり徐々に白血病細胞が増えている状態では，中枢神経病変や骨髄病変にかかわらず，CAR-T細胞療法は合併症が危険だと思いますが，一定のコントロールが得られている状況では，今後適用の拡大が望まれるのではないかと思われます(図3)[2]。

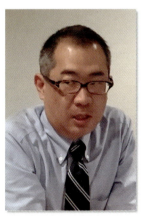

■伊豆津宏二 先生

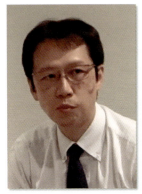
■平松英文 先生

Ⅲ　びまん性大細胞型 B細胞リンパ腫（成績，治療アルゴリズム）

豊嶋　次に，びまん性大細胞型B細胞リンパ腫（diffuse large B-cell lymphoma：DLBCL）の成績はいかがでしょうか。

伊豆津　DLBCLを対象としたキムリア®のピボタル試験では，2ライン以上の治療歴のある再発・難治性DLBCLの患者さんを対象として実施されました。2ライン以上治療歴があるということは，若年者であれば自家移植後の再発が多く，自家移植ができない高齢者でもサルベージ治療後に再発・難治性であれば対象となっていました。ORR（overall response rate；奏効率）は52％，CRが40％で，現在のところフォローアップは短いのですが，再発・難治性DLBCLの患者さんに対して，キムリア®により十分長い奏効が得られており，治癒が期待されています。ただし，CAR-T細胞療法の準備としてリンパ球アフェレーシスを受けた患者さん165人のうち，輸注まで至った患者さんが111人にとどまっています。

　リンパ球アフェレーシス後の登録から，CAR-T細胞が製造され，輸注に至るまで中央値で54日の日数が必要で，この間に約50人の患者さんが疾患増悪等の理由で輸注に至りませんでした。リンパ球アフェレーシスから輸注に至るまで，な

んらかの橋渡し治療（briding therapy）が実施可能でしたが，そのような治療でCAR-T細胞の製造にかかる期間，リンパ腫が制御できたような患者さんがCAR-T細胞療法まで到達できたともいえます。いい方を変えると，あらゆる化学療法に対して，治療抵抗性で特に進行が早い場合にはCAR-T細胞療法は難しいともいえます。

豊嶋　再発・難治性DLBCLに対して，CAR-T細胞療法移植へのブリッジングなのかそれともそれで終了なのか，現在の考えはいかがですか。

伊豆津　まず同種移植との関係について，ピボタル試験であるJULIET試験では同種移植の既往のある患者さんは除外されていました。また，現在のところこの試験のフォローアップは短いので，断定的なことはいえませんが，奏効が得られた患者さんのうち，半数以上では長期奏効が得られています。また，JULIET試験の前段階として同じCAR-T細胞を用いて行われたペンシルバニア大学での臨床試験の4年の長期フォローアップの結果でも治療3年を経ての再発はみられておらず，奏効期間曲線は平坦化しています[3]。このため，DLBCLに対するCAR-T細胞療法は，同種移植への橋渡し治療というよりは，この治療単独で治癒が得られる可能性があると期待されているといえます。

豊嶋　ALLといっしょで，どのような患者さんが移植したほうがよいのかバイオマーカー等が開発されることが期待されます。CAR-T細胞療法が登場したことによって再発・難治性DLBCLの治療の現在のアルゴリズムはどのように変わっていきますか。

伊豆津　これまで再発・難治性DLBCLのうち，自家移植後再発やサルベージ化学療法が奏効せず，自家移植に進めない患者さんに対して有効な治療選択肢が非常に限られていたので，CAR-T細胞療法はこのような患者さんに対する治療の

選択肢となるだろうと思います。

また，年齢などの理由により自家移植の対象とならないような高齢者に対しても，CAR-T細胞療法が3ライン目の治療選択肢となりえます。とはいっても，CAR-T細胞療法で起こりうるサイトカイン放出症候群（cytokine release syndrome：CRS）が重症になったとしても，ある程度耐えうる程度の臓器機能が保たれた患者さんに限定されると思います。

Ⅳ　副作用マネジメント

豊嶋　CAR-T細胞療法の代表的な副作用として，CRSがありますが，いかがでしょうか。

平松　CD19CAR-T細胞は体内に入ると，表面に発現するCD19と正常なB細胞の表面に反応し，瞬く間に活性化してそのターゲットを殺すとともに自らはサイトカインを放出し，たいへんな勢いで増殖が行われます。

CAR-T細胞のみならず，最近では患者さん自身のマクロファージや免疫細胞からもさまざまなサイトカインが産出され，全身性の重症な炎症を起こすと，それをひとまとめにしてCRSとよんでいますが，われわれもほとんどの患者さんで非常に強力なCRSを経験しています。発熱が最初の症状なのですが，血圧低下，呼吸不全，相当の頻度で腎不全を引き起こし，透析が必要となったり，重症感染症をきたすような強い骨髄抑制が1カ月以上に渡って続くなど，ICUでの治療を余儀なくされるという例が多かったというのが現状です。トシリズマブは非常に効果があるといわれてます。しかしながら，しばしば1回の投与では不十分で，複数回の投与と同じく全身の手厚いサポートが必要だったという点で，臓器障害があるような患者さんにはなかなか投与できない，というのが率直な感想です。

豊嶋　CRSはALLにはよく起こることでたいへんだったと思いますが，成人のリンパ腫は小児ほどは多くない印象がありますが，伊豆津先生いかがでしょうか。

伊豆津　JULIET試験では，全gradeのCRSは60％近くにみられていますが，grade 3以上で20％，grade 4で8％，CRSに関連した死亡というのは事例としてはみられていません。ですから，小児ALLとは相当異なります。ただし，治験全体としてはICUが必要となった患者さんが24％いたそうです。

豊嶋　CRSの発症というのは使用量と関係がありますので，そこは注意が必要なところですね。あと，もう1つ神経障害，神経毒性がありますね。

平松　フィラデルフィア小児病院の報告では，30例のうち30％の患者さんに神経障害が現れたとされています。われわれの治験では，6例中1例の経験のみでした。重症CRSの患者さんは，神経症状が合併しやすいといわれていますが，われわれの経験ではそこはあまり問題になりませんでした。

豊嶋　われわれは，けいれんなどが起きる経験をしました。CRSが起きた直後に発症し，CRSですとIL-6療法が有効ですが，神経毒性にはあまり有効ではなく，ステロイドが必要になるということですね。副作用のマネジメントについてお願いします。

伊豆津　CRSに対しては，CRSのgradeに応じた治療アルゴリズムというのが推奨されていて，CRSのgradeにより，抗IL-6受容体抗体トシリズマブやステロイドの介入が規定されています。

豊嶋　以前はCAR-T細胞を生かすために，なるべくCRSは抑制しないという考えで進められてきましたが，非常に重篤な合併症が起こるとわかってから，現在の流れは早期にそれをコントロールしていく，プレエンプティブな考えが広

がってきています。これから CAR-T 細胞療法を行う場合には，古い論文のやり方ではなく，最初の情報を得たうえで，常にアップデートしていく必要があると思います。

伊豆津 プロトコールに規定された CRS 治療のアルゴリズムに沿って，トシリズマブやステロイドを使用した場合，これにより CAR-T 細胞療法の効果が低下しないことが報告されています。

V 期待と問題点

豊嶋 最後に，CAR-T 細胞療法に対する期待する点をお伺いしたいと思います。

DLBCL は患者数が多いリンパ腫で，R-CHOP 療法により 60％以上の患者さんが治るようにはなっています。一方で，再発・難治性 DLBCL の患者さんの多くはリンパ腫で亡くなっているのが現状で，その患者さんに対する有望な治療法として非常に期待をしています。

問題としては，どのような患者さんが最も CAR-T 細胞療法のベネフィットを受けるかのみきわめが難しいと思います。これは，対象となりうる患者さんが，CAR-T 細胞療法を行う施設や製造施設の許容できる能力を超えた場合は，どうでしょうか。

平松 ALL に関しては 80～90％の患者さんが治癒する時代にはなってきましたが，再発した場合に治癒が難しいことと小児の特徴として，成人よりも晩期合併症が大きな問題になりえます。身長が伸びなくなったり，二次性徴に異常をきたしたり，二次がんの問題など，治療後の 40，50 年先まで考えなくてはいけません。まだ，CAR-T 細胞治療の長期合併症については必ずしも明らかにはなっていないのですが，これら長期合併症を減少させる可能性は高いと考えられるため，今後，期待される治療であることは間違いありません。

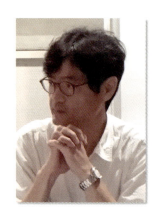

問題点としては，どのような患者さんに行うべきか，どのような治療がどの患者さんに合っているかに関してはまだ不明なため，そのエビデンスを発表していく必要性があると思います。

豊嶋 また，遺伝子導入というプロセスが必要となるので，CAR-T 細胞の製造能力には限界があります。本当に適切な患者さんに使うために，専門医によるみきわめ・判断が必要になっていきます。治験での経験をプラクティスに広げていく必要があると思います。それが医療経済面にもプラスになり，必要な患者さんに必要な治療を届けるということが大事だと思います。

本日はありがとうございました。

文献

1) Batlevi CL, Matsuki E, Brentjens RJ, et al：Novel immunotherapies in lymphoid malignancies. Nat Rev Clin Oncol **13**：25-40, 2016
2) 平松英文(監)：B 細胞性急性リンパ芽球性白血病(B-ALL)で，キムリアの治療を受けられる方とそのご家族へ．ノバルティスファーマ，東京，2019（http://product.novartis.co.jp/kym/medicaltool2/）
3) Chong EA, J. Svoboda J, Nasta SD, et al：CD19-directed CAR T cell therapy (CTL019) for relapsed/refractory diffuse large B-cell and follicular lymphomas：four year outcomes. Hematol Oncol **37**：137-138, 2019

特集

Special feature

血液学からみる
がん免疫療法の新時代

1

2019 No.1

特集：血液学からみるがん免疫療法の新時代

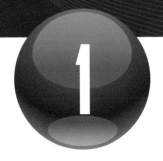

1 免疫チェックポイント阻害剤

丸山 大　Dai Maruyama
国立がん研究センター中央病院血液腫瘍科 病棟医長

Summary

がんに対する新たな治療法として，T 細胞による免疫応答を利用する免疫療法が注目されている。免疫チェックポイント阻害剤によるがん免疫療法は，複数の治療抵抗性固形腫瘍に対する有効性が示され，造血器腫瘍に対する臨床開発も進んでいる。特に抗 PD-1 抗体による再発・治療抵抗性ホジキンリンパ腫に対する単剤による高い治療効果が報告された。最近，長期フォローアップデータや同種移植に与える影響に関する臨床データが報告されている。他のリンパ系腫瘍への臨床開発も行われており，今後の造血器腫瘍に対する治療開発の流れを変えうることが期待されている。

はじめに

がんに対する新たな治療法として免疫療法が注目されている。これまでの免疫療法では，CD20 抗原に対するリツキシマブなどを代表とするモノクローナル抗体薬や，ドナー由来のリンパ球による恒常的な免疫応答を抗腫瘍作用とする同種造血幹細胞移植などが臨床導入されてきた。これらは抗腫瘍作用を有する人工的なモノクローナル抗体や非自己のリンパ球の「外的」な利用による免疫療法であるが，これら以外の方法では十分な治療効果が得られておらず，そのほとんどは現時点で根拠のある治療方法としては未確立であった。

近年，自己の「内的」な T 細胞応答を利用した新たな免疫療法の 1 つとして免疫チェックポイント阻害剤が開発された。がん細胞そのものではなく，自己の免疫細胞を標的として複数のがん種へ「横断的」に明確な抗腫瘍効果が示されたことは，がん診療における治療開発や臨床現場における免疫療法の位置づけを大きく変えたといえる。本項では，造血器腫瘍における免疫チェックポイント阻害剤の開発状況と今後の展望について概説する。

I 免疫チェックポイント阻害剤とは

免疫応答において T 細胞の活性化には，T 細胞受容体（T-cell receptor：TCR）と抗原提示細胞から提示された抗原との結合とともに，T 細胞上の CD28 と抗原提示細胞上の CD80（B7.1）／CD86（B7.2）との結合による共刺激が必要である。活性化された T 細胞は，下流の PI3K/AKT 経路や interleukin-2 の活性化など

を通じて，T細胞増殖やinterferon (IFN)-γなどのサイトカイン産生を起こす。活性化T細胞では，細胞表面にCD28ファミリーであるPD-1 (CD279)が発現し，IFN-γなどの働きによって抗原提示細胞に発現誘導されるB7ファミリーのPD-L1 (CD274)やPD-L2 (CD273)に結合する。PD-1はPD-L1/L2と結合すると，T細胞を活性化するTCRの下流シグナルを抑制することによって，サイトカイン分泌や細胞増殖を抑制し，過剰な免疫応答を起こさせない機構に関与する[1]。また，活性化T細胞ではCTLA-4が発現する。CTLA-4は，CD28よりも高い親和性をもちCD80/86に結合するため[2]，CD28を介した共刺激シグナルが抑制される。さらに，CTLA-4シグナルはTCRシグナルを抑制することにより，T細胞の活性化が抑制される。また，CTLA-4は制御性T細胞(Treg)に恒常的に高発現しており，抗原提示細胞上のCD80/86発現を抑制することにより，間接的にもT細胞の活性化を抑制する[3]。

悪性腫瘍では，がん特異的抗原に対する免疫機構の働きにより，その発症が抑えられているが，免疫監視機構から回避する機序を獲得することで発症・増殖すると考えられている。多くの悪性腫瘍細胞でPD-L1が発現しており，PD-1/PD-L1経路はこの免疫応答からの代表的な回避経路の1つである。このため，PD-1やCTLA-4などの免疫チェックポイントを阻害し，T細胞の腫瘍細胞に対する免疫寛容を解除することによって抗腫瘍効果を誘導すると考えられる(図1)[4]。免疫チェックポイント阻害剤として，抗PD-1抗体のニボルマブ，ペンブロリズマブ，pidilizumabや抗CTLA抗体のイピリムマブなどにおいて，すでに悪性黒色腫や肺癌などのさまざまな悪性腫瘍に対する高い有効性が報告されている[5]。造血器腫瘍においては，古典的ホジキンリンパ腫(classical Hodgkin lymphoma：cHL)への臨床試験が最も進んでおり，長期フォローアップデータも報告されている。

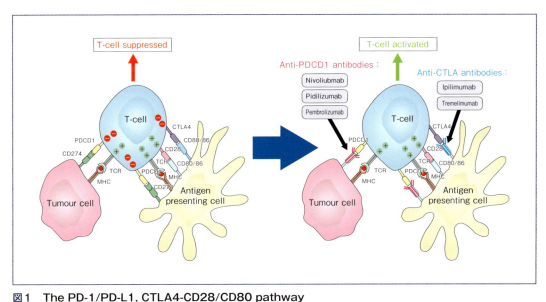

図1　The PD-1/PD-L1, CTLA4-CD28/CD80 pathway
　The PD-1/PD-L1, CTLA4-CD28/CD80 pathwayと抗PD-1および抗CTLA4モノクローナル抗体の作用機序。
（文献4より引用）

II 古典的ホジキンリンパ腫に対する臨床開発

造血器腫瘍において，免疫チェックポイント阻害剤の臨床開発が最も進んでいるのがcHLである。cHLの腫瘍組織は，腫瘍細胞であるホジキン(Hodgkin)細胞/Reed-Sternberg細胞(HRS細胞)の周囲に炎症性細胞や免疫細胞が浸潤する病理組織像をとる。HRS細胞ではPD-L1/L2の発現が亢進し，HRS細胞周囲のT細胞ではPD-1が高率に陽性であることが知られていた[6]。結節硬化型cHLでは，PD-L1およびPD-L2をコードする9p24.1領域の増幅が高率に認められ，その結果，85％の結節硬化型cHLでPD-L1およびPD-L2の蛋白過剰発現が認められた。さらに9p24.1はJAK2もコードしており，JAK/STAT経路の活性化によりPD-L1の発現を亢進する[7]。一方，混合細胞型cHLではEBウイルスの陽性率が高頻度(75％)[8]であるが，EBウイルスをコードする蛋白によりPD-L1の発現が亢進する[9,10]。また，EBウイルス陽性リンパ腫では高率にPD-L1/L2ゲノム異常を伴っている[11]。このように，cHLではHRS細胞に発現しているPD-L1と，周囲のT細胞に発現しているPD-1とを介する経路によって免疫応答が抑制されていると考えられている。したがって，cHLにおいてPD-1/PD-L1経路を標的とする治療開発は合理的であると考えられる。

1. ニボルマブ

ニボルマブは，完全ヒト型IgG4モノクローナル抗PD-1抗体である。再発・抵抗性cHLに対するニボルマブ単剤の第I相試験では，ニボルマブは3 mg/kg，2週ごとに投与された[12]。23人が登録され，年齢中央値35歳(範囲：20～54歳)，18人(78％)で自家移植歴およびブレンツキシマブ ベドチン(BV)投与歴を有し，15人(65％)が4レジメン以上の前治療歴を有するという，きわめて濃厚な治療歴を有する予後不良な患者を対象としていた。最も高頻度に認められた有害事象は皮疹 5人(22％)，次いで血小板減少 4人(17％)であり，grade 3以上の有害事象は5人(22％)に認められた。全奏効割合(overall response rate：ORR) 87％(20人)，完全奏効(complete response：CR)割合17％(4人)，2年無増悪生存割合(progression-free survival：PFS) 86％と高い有効性が示された。

わが国でも，BV抵抗性の再発・治療抵抗性cHLに対するニボルマブ単剤の第II相試験が行われた[13]。17人が登録され，すべての患者がBV投与歴を有し，うち9人はBV抵抗性であった。前治療レジメン数中央値は3レジメンであり，年齢中央値は63歳(範囲：29～83歳)と海外からの報告と比して高齢であった。ORR 81％(13人)，CRRは25％(4人)であり，奏効までの期間は中央値8週(範囲：7.1～35.9カ月)，観察期間中央値9.8カ月(範囲：6.0～11.1カ月)であった。この結果を受けて，わが国で再発・治療抵抗性cHLに対して2016年に承認された。

最近，欧米で行われた自家移植歴を有する再発・治療抵抗性cHLに対するニボルマブ単剤療法の第II相試験(CheckMate-205)のフォローアップデータが報告された[14]。CheckMate-205試験では，患者を前治療歴により3つのcohortに分けた。すなわち，BV投与歴なし(cohort A：63人)，自家移植後のBVに抵抗性(cohort B：80人)，BV投与後の自家移植再発または自家移植再発後のBV投与(cohort C：100人)であり，フォローアップデータでは，全患者の観察期間中央値18カ月であった。cohortによらず，95％以上の患者で標的病変の縮小が認められた(図2)。

奏効別では，PFS中央値においてCR患者で

特集：血液学からみるがん免疫療法の新時代

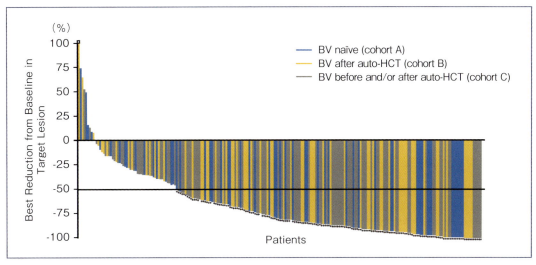

図2 再発・治療抵抗性古典的ホジキンリンパ腫に対するニボルマブ phase Ⅱ（CheckMate-205）における腫瘍縮小効果
95％以上の患者で標的病変の縮小を認めた。

（文献14より引用）

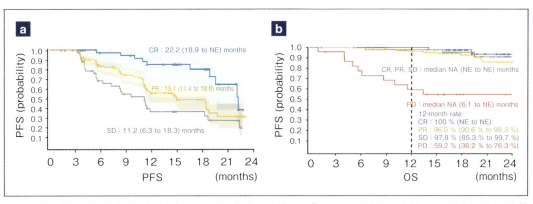

図3 再発・治療抵抗性古典的ホジキンリンパ腫に対するニボルマブ phase Ⅱ（CheckMate-205）における奏効別の予後
Progression-free survival：PFS中央値においてCR患者では22.2カ月，PR患者では15.1カ月，SD患者では11.2カ月であった（a）。Overall survival：OS（1年全生存割合）において，SD以上の患者では明らかな差を認めなかった（b）。

（文献14より引用）

は22.2カ月，部分奏効（partial response：PR）患者では15.1カ月，安定（stable disease：SR）患者では11.2カ月であった（図3a）。また，1年全生存割合（overall survival：OS）において，SD以上の患者では明らかな差を認めなかった（図3b）。これらのことは，奏効が深いほどPFSの延長が認められたものの，SDでも1年近いPFS中央値であったことは通常の殺細胞性抗がん剤ではみられない。また，1年OSでもSD以上の患者ではPRやCRの患者と同程度であったことから，ニボルマブ単剤療法においては明らかな進行（progressive disease：PD）あるいは有害事象での継続困難である場合を除き，治療の継続によるメリットが得られると考

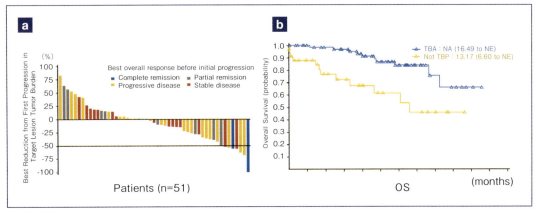

図4 PD判定後の腫瘍縮小効果と予後
　Treatment beyond progression（TBP）群では，結果として評価可能患者51人中，31人（61 %）の患者でSD以上の効果が認められ，観察期間中央値5.2カ月で，70人中21人（30 %）の患者がニボルマブ投与を継続されていた（a）。OSにおいて，TBP群ではnon-TBP群と比して良好であった（b）。

（文献14より引用）

えられる。

　CheckMate-205では，ニボルマブ単剤療法中に悪性リンパ腫の効果判定規準（revised Cheson's criteria）[15]で，PDと判定された患者のうち，PS低下や全身状態の増悪を認めない患者では，ニボルマブ投与の継続が許容されていた。全243人中105人がPDと判定され，そのうち70人がニボルマブ投与を継続（treatment beyond progression：TBP）され，35人が投与を中止（non-TBP）された。TBP群では，non-TBP群と比して，初回PD判定時に新病変の出現によってPDと判定された患者が多かった（47人 vs. 13人）。TBP群では，結果として評価可能患者51人中31人（61 %）の患者でSD以上の効果が認められ，観察期間中央値5.2カ月で，70人中21人（30 %）の患者がニボルマブ投与を継続されていた（図4a）。OSにおいて，TBP群ではnon-TBP群と比して良好であった（図4b）。もちろん，TBPかnon-TBPかはランダム化されたものではなく，結果として投与継続可能だった患者群と，臨床的に投与継続が困難であると判断された患者群であるから，そもそも両群を比較して優劣を論じることは妥当でない。しかしながら，従来の効果判定規準でPDと判定されたとしても，臨床症状に乏しい場合はニボルマブ投与の継続により，引き続き一定の効果が得られる可能性を示唆した造血器腫瘍では初めての報告であり，臨床的にも重要な知見であると考えられる[14]。

■ **2. ペンブロリズマブ**

　ペンブロリズマブは，PD-1に対するヒト化IgG4 κモノクローナル抗体である。ニボルマブと同様に，さまざまながん種での臨床開発が進行中である。再発・治療抵抗性cHLに対しては，ペンブロリズマブ単剤の第Ⅰb試験のcHL cohortにおける有望な予備的データに続き，第Ⅱ相試験結果が報告された[16]。わが国でも，再発・治療抵抗性cHLに対する単剤療法として2017年に承認された。

3. 注目すべき臨床試験

再発・治療抵抗性 cHL に対しては，ペンブロリズマブ vs. BV とのランダム化第Ⅲ相試験（KEYNOTE-204, NCT02684292），ニボルマブ＋BV vs. BV のランダム化第Ⅲ相試験（CheckMate-812, NCT03138499）が進行中である。未治療進行期 cHL に対しては，ニボルマブ併用 AVD（アドリアマイシン＋ビンブラスチン＋ダカルバジン）療法の第Ⅱ相試験[17]の有望な結果を受け，BV＋AVD 療法 vs. ニボルマブ＋AVD 療法のランダム化第Ⅲ相試験（SWOG S1826, NCT03907488）が進行中である。

Ⅲ 同種造血幹細胞移植への影響

免疫チェックポイント阻害剤の同種造血幹細胞移植後の移植片対宿主病（graft-versus-host disease：GVHD）への影響が懸念されている。CheckMate-205 に参加し，その後同種移植を行った患者（ニボルマブ最終投与から同種移植までの期間中央値 1.6 カ月）において，同種移植後の観察期間中央値 5.5 カ月で，day 100 までの急性 GVHD 累積発症割合は grade 2〜4 で 27％，grade 3〜4 で 17％であり，移植関連死亡割合は day 100 までに 13％，6 カ月で 13％と，従来の同種移植における報告（day 100，急性 GVHD 26〜60％，移植関連死亡 6〜28％）と概ね同程度であったと報告された[17]。また，免疫チェックポイント阻害剤投与後の同種移植として，半合致ドナー（10 人）を含む HLA 不適合移植に対して reduced-intensity conditioning および post-transplant cyclophosphamide（PTCy）を行われた 14 人（免疫チェックポイント阻害剤最終投与から同種移植までの期間中央値 42 日）において，急性 GVHD や移植関連死亡は増加しなかったという報告がある[18]。一方，同種移植後に抗 PD-1 抗体を投与された 31 人の患者に関する後方視的研究では，抗 PD-1 抗体の ORR は 77％（23 人，うち 15 人は CR）と良好であるものの，17 人（55％）が抗 PD-1 抗体投与後早期（投与回数中央値 1〜2 回）で GVHD を発症した。うち 9 人が急性 GVHD（grade 3〜4），あるいは severe な慢性 GVHD であった。17 人中 2 人のみが GVHD 治療で寛解となったが，14 人（82％）では 2 種類以上の GVHD 治療を要した。

Ⅳ その他の造血器腫瘍に対する臨床開発

その他の再発・治療抵抗性造血器腫瘍に対するニボルマブ単剤の第Ⅰ相試験の予備的データが報告されている[19]。それぞれの ORR は，びまん性大細胞型 B 細胞リンパ腫 36％ [4/11（人）]，濾胞性リンパ腫 40％ [4/10（人）]，菌状息肉症 15％ [2/13（人）]，末梢性 T 細胞リンパ腫 40％ [2/5（人）]，多発性骨髄腫 0％ [0/27（人）] であり，少数例による予備的な検討結果ではあるが，cHL 以外のリンパ系腫瘍病型に対するニボルマブ単剤の有効性は決して高くない。最近，再発・難治性の縦隔原発大細胞型 B 細胞リンパ腫，NK/T 細胞リンパ腫，あるいは中枢神経系原発リンパ腫/精巣原発リンパ腫に対するニボルマブあるいはペンブロリズマブ単剤の有効性に関する報告がなされた。一方，多発性骨髄腫に対しては，再発・抵抗性骨髄腫に対するポマリドミド＋デキサメタゾン±ペンブロリズマブの第Ⅲ相比較試験（KEYNOTE-183, NCT02576977），および未治療骨髄腫に対するレナリドミド＋デキサメタゾン±ペンブロリズマブの第Ⅲ相比較試験（KEYNOTE-185, NCT02579863）が行われたが，死亡イベントがペンブロリズマブ併用群で多かったことを主な理由として米国 FDA（Food and Drug Administration)から clinical hold が出された。

V 免疫チェックポイント阻害剤の有害事象と治療効果判定

免疫チェックポイント阻害剤の有害事象は，概して軽微なものが多い。しかしながら，免疫チェックポイントの阻害によって免疫応答の活性化を引き起こすため，免疫応答に関連した自己免疫性有害事象を発症することが特徴的である[20]。甲状腺機能異常（数 %），大腸炎，肺障害，下垂体炎など（いずれも 1 % 以下）が知られている。これらは，早期にステロイド投与やホルモン補充療法を開始することで多くの場合は管理可能である。また，糖尿病[21,22]も報告されており，一部は劇症型の I 型糖尿病を発症することもあり[23,24]，可及的速やかな対応が求められる。

おわりに

造血器腫瘍に対する免疫チェックポイント阻害剤として臨床導入されているのは，わが国では現時点で再発・治療抵抗性 cHL のみであるが，未治療 cHL や他の病型に対する臨床開発も行われている。免疫チェックポイント阻害剤は，従来の化学療法薬や抗体薬とは異なる機序によって抗腫瘍効果を発揮する薬剤であるが，高額な薬剤費や，時に重篤あるいは永続的な自己免疫性有害事象を発症することがあるなど問題点も少なくない。免疫チェックポイント阻害剤を，より有効かつ安全に使用しうる患者の抽出や，患者の病態に併せた個別化治療の可能性などを探索するためのバイオマーカー研究が必要である。

文献

1) Pardoll DM：The blockade of immune checkpoints in cancer immunotherapy. Nat Rev Cancer **12**：252-264, 2012
2) Linsley PS, Greene JL, Brady W, et al：Human B7-1 (CD80) and B7-2 (CD86) bind with similar avidities but distinct kinetics to CD28 and CTLA-4 receptors. Immunity **1**：793-801, 1994
3) Wing K, Onishi Y, Prieto-Martin P, et al：CTLA-4 control over Foxp3+ regulatory T cell function. Science **322**：271-275, 2008
4) Eyre TA, Collins GP：Immune checkpoint inhibition in lymphoid disease. Br J Haematol **70**：291-304, 2015
5) Topalian SL, Hodi FS, Brahmer JR, et al：Safety, activity, and immune correlates of anti-PD-1 antibody in cancer. N Engl J Med **366**：2443-2454, 2012
6) Yamamoto R, Nishikori M, Kitawaki T, et al：PD-1-PD-1 ligand interaction contributes to immunosuppressive microenvironment of Hodgkin lymphoma. Blood **111**：3220-3224, 2008
7) Green MR, Monti S, Rodig SJ, et al：Integrative analysis reveals selective 9p24.1 amplification, increased PD-1 ligand expression, and further induction via JAK2 in nodular sclerosing Hodgkin lymphoma and primary mediastinal large B-cell lymphoma. Blood **116**：3268-3277, 2010
8) Asano N, Oshiro A, Matsuo K, et al：Prognostic significance of T-cell or cytotoxic molecules phenotype in classical Hodgkin's lymphoma：a clinicopathologic study. J Clin Oncol **24**：4626-4633, 2006
9) Green MR, Rodig S, Juszczynski P, et al：Constitutive AP-1 activity and EBV infection induce PD-L1 in Hodgkin lymphomas and posttransplant lymphoproliferative disorders：implications for targeted therapy. Clin Cancer Res **18**：1611-1618, 2012
10) Chen BJ, Chapuy B, Ouyang J, et al：PD-L1 expression is characteristic of a subset of aggressive B-cell lymphomas and virus-associated malignancies. Clin Cancer Res **19**：3462-3473, 2013
11) Kataoka K, Miyoshi H, Sakata S, et al：Frequent structural variations involving programmed death ligands in Epstein-Barr virus-associated lymphomas. Leukemia **33**：1687-1699, 2019
12) Ansell SM, Lesokhin AM, Borrello I, et al：PD-1 blockade with nivolumab in relapsed or refractory Hodgkin's lymphoma. N Engl J Med **372**：311-319, 2015
13) Maruyama D, Hatake K, Kinoshita T, et al：Multicenter phase II study of nivolumab in Japanese patients with relapsed or refractory classical Hodgkin lymphoma. Cancer Sci **108**：1007-1012, 2017
14) Armand P, Engert A, Younes A, et al：Nivolumab for relapsed/refractory classic Hodgkin lymphoma after failure of autologous hematopoietic cell transplantation：

extended follow-up of the multicohort single-arm phase II CheckMate 205 trial. J Clin Oncol 36：1428-1439, 2018
15) Cheson BD, Pfistner B, Juweid ME；International Harmonization Project on Lymphoma, et al：Revised response criteria for malignant lymphoma. J Clin Oncol 25：579-586, 2007
16) Chen R, Zinzani PL, Fanale MA；KEYNOTE-087, et al：Phase II study of the efficacy and safety of pembrolizumab for relapsed/refractory classic Hodgkin lymphoma. J Clin Oncol 35：2125-2132, 2017
17) Ramchandren R, Domingo-Domènech E, Rueda A, et al：Nivolumab for newly diagnosed advanced-stage classic Hodgkin lymphoma safety and efficacy in the Phase II CheckMate 205 study. J Clin Oncol 37：1997-2007, 2019
18) Schoch LK, Cooke KR, Wagner-Johnston ND, et al：Immune checkpoint inhibitors as a bridge to allogeneic transplantation with posttransplant cyclophosphamide. Blood Adv 2：2226-2229, 2018
19) Lesokhin AM, Ansell SM, Armand P, et al：Nivolumab in patients with relapsed or refractory hematologic malignancy：preliminary results of a phase Ib study. J Clin Oncol 34：2698-2704, 2016
20) Howell M, Lee R, Bowyer S, et al：Optimal management of immune-related toxicities associated with checkpoint inhibitors in lung cancer. Lung Cancer 88：117-123, 2015
21) Robert C, Long GV, Brady B, et al：Nivolumab in previously untreated melanoma without BRAF mutation N Engl J Med 372：320-330, 2015
22) Hughes J, Vudattu N, Sznol M, et al：Precipitation of autoimmune diabetes with anti-PD-1 immunotherapy. Diabetes Care 38：e55-e57, 2015
23) Mellati M, Eaton KD, Brooks-Worrell BM, et al：Anti-PD-1 and Anti-PDL-1 Monoclonal Antibodies Causing Type 1 Diabetes. Diabetes Care 38：e137-e138, 2015
24) Munakata W, Ohashi K, Yamauchi N, et al：Fulminant type I diabetes mellitus associated with nivolumab in a patient with relapsed classical Hodgkin lymphoma. Int J Hematol 105：383-386, 2017

特集：血液学からみるがん免疫療法の新時代

2 がん抗原特異的 TCR 導入 T 細胞療法

影山　愼一　Shinichi Kageyama
三重大学大学院医学系研究科遺伝子・免疫細胞治療学 教授

Summary

T 細胞受容体(T-cell receptor：TCR)導入 T 細胞療法は，抗原ペプチドを認識する TCR 遺伝子をウイルスベクターなどで T 細胞に導入して輸注する治療法である．2006 年から，米国とわが国において臨床試験が行われてきた．メラノーマを対象にした臨床試験では，30〜55％の奏効率が得られている．ほかには，滑膜肉腫を対象に NY-ESO-1 抗原を標的とする際の奏効率は 50〜60％ である．多発性骨髄腫を対象にした NY-ESO-1 抗原の臨床試験では，自家造血幹細胞移植後の無増悪期間の延長が示唆されている．食道癌，乳癌など上皮系腫瘍での有効性については，まだ明らかではない．TCR 分子のアミノ酸置換あるいはマウス由来 TCR を用い高親和性とした TCR では，正常組織への on-target 効果あるいは標的外の自己抗原への免疫反応による重篤有害事象の事例がある．TCR の標的とする抗原と TCR 親和性の程度によっては重度の毒性のリスクがある．高親和性 TCR は，目的とする抗原ペプチド以外の類似配列をもつ第三者抗原由来ペプチドに反応する可能性があり，類似ペプチドなどへの交差反応性の前離床試験が必要であると考えられる．

はじめに

遺伝子改変 T 細胞には，腫瘍抗原を認識する T 細胞受容体(T cell receptor：TCR)遺伝子を自己リンパ球に導入するもの TCR 遺伝子導入 T 細胞(TCR-T)と，腫瘍細胞の表面抗原を認識するモノクローナル抗体の結合部位遺伝子と CD3ζ などの遺伝子とのキメラ遺伝子を導入するもの[キメラ抗原受容体(chimeric antigen receptor：CAR)-T]の 2 つの遺伝子改変細胞療法がある(図 1)．

TCR-T 細胞療法は，患者自己リンパ球を拡大培養しながら，ウイルスベクターなどを用いる遺伝子導入技術により腫瘍抗原特異的 TCR 遺伝子を T 細胞に導入し，再び患者に輸注する細胞療法である．CAR-T 療法とともに有効な治療法として期待が大きい．CAR-T の標的抗原は CD19 などの細胞表面にある分子であるのに対して，TCR-T 細胞は細胞内で抗原プロセシングを受け，主要組織適合抗原複合体(major histocompatibility complex：MHC)に提示されたペプチドを遺伝子導入した TCR が認識するため，標的抗原は主に細胞内抗原である．TCR-T 細胞の抗原は，CAR-T 細胞に比べ，多種の抗原が知られていて，メラニン色素産生細胞に由来するメラノーマ関連抗原(MART-1，

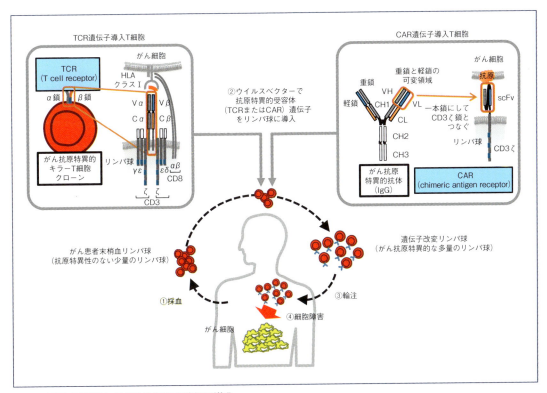

図1　TCR-T細胞とCAR-T細胞の遺伝子導入
　TCR-Tは，細胞内抗原に由来するペプチドとMHC複合体を認識する。CAR-Tは細胞表面抗原を認識する。
（筆者作成）

表1　TCR-TとCAR-Tの比較

	TCR-T	CAR-T
受容体遺伝子の由来	樹立T細胞クローン	モノクローナル抗体
受容体遺伝子の認識メカニズム	TCRと抗原ペプチド・MHC複合体との認識	抗原・抗体結合
HLA拘束性	あり	なし
受容体の親和性	野生型ではさまざま（抗体より低い）	高度
標的抗原	細胞内抗原	細胞表面抗原
T細胞刺激因子遺伝子の導入	通常不要	必要（CD28, 4-1BBほか）
臨床で用いられる抗原	MART-1, gp100, MAGE-A3, MAGE-A4, NY-ESO-1, WT1	CD19, CD20, CD22, CD123, BRCA, メソテリン, EGFRvⅢ
臨床開発の段階	臨床試験中	承認薬（CD19・B細胞性腫瘍）

（筆者作成）

gp100），がん精巣抗原（NY-ESO-1，MAGEファミリー遺伝子群）がある。CAR-T療法では，CD19を対象にしてB細胞性腫瘍例に対する治療成績が目覚ましい。TCR-T療法においても種々の臨床試験の結果を通じて，安全性と有効性に関して一定の情報が集められつつある（**表1，2**）[1〜13]。

表2 TCR-T療法の臨床試験

標的抗原（TCRの特徴）	輸注細胞数（×10⁹）	がん腫（例数）	前処置法
MART-1（ヒト由来無修飾）	1.0〜86	メラノーマ（17）	Cy（60 mg/kg×2d）＋Flud（25 mg/m²×5d）
MART-1（高親和性ヒト由来無修飾）	1.5〜107	メラノーマ（20）	〃
gp100（ヒトHLA-Tgマウス由来）	1.8〜110	メラノーマ（16）	〃
p53（ヒトHLA-Tgマウス由来）	0.5〜27.7	乳癌（4），メラノーマ（2），その他（4）	〃
CEA（ヒトHLA-Tgマウス由来）	0.2〜0.4	大腸癌（3）	〃
NY-ESO-1（アミノ酸置換高親和性）	16〜130	メラノーマ（20），滑膜肉腫（18）	〃
MAGE-A3（ヒトHLA-Tgマウス由来）	29〜79	メラノーマ（7），滑膜肉腫（1），食道癌（1）	〃
MAGE-A3（アミノ酸置換高親和性）	5.3 & 2.4	メラノーマ（1），骨髄腫（1）	Cy（60 mg/kg×2d）Mel，自家幹細胞移植併用
MART-1（高親和性ヒト由来無修飾）	0.6〜4.41	メラノーマ（14）	Cy（60 mg/kg×2d）＋Flud（25 mg/m2×5d）
MAGE-A4（ヒト由来無修飾）	0.2〜5.0	食道癌（10）	なし
NY-ESO-1（アミノ酸置換高親和性）	2.4（平均）	骨髄腫（12）	Mel，自家幹細胞移植併用
MAGE-A3［CD4（アミノ酸置換高親和性）］	0.01〜123	メラノーマ（7），子宮癌（2），食道癌（1），骨肉腫（1），その他	Cy（60 mg/kg×2d）＋Flud（25 mg/m²×5d）
WT1（ヒト由来無修飾）	0.2〜1	急性骨髄性白血病＆骨髄異形成症候群（8）	なし
NY-ESO-1（アミノ酸置換高親和性）	0.721〜14.355	滑膜肉腫（12）	Cy（1,800 mg/m²×2d）＋Flud（30 mg/m²×4d）

CR：complete response, PR：partial response, MR：minor or mixed response
Cy：cyclophosphamide, Flud：Fludarabine, Mel：melphalan

　TCR-T療法の臨床試験の初めての報告は，2006年に米国国立がん研究所（National Cancer Institute：NCI）からScience誌に掲載されたメラノーマ17例での治療研究である[1]。本治療法について，NCIでいち早く臨床開発が始まった背景には，NCIのRosenbergらが開発してきた腫瘍浸潤リンパ球（tumor infiltrating lymphocyte：TIL）輸注療法の臨床試験が先行し，転移性メラノーマに対して高い有効率が得られる経験したことが影響している。このTIL療法では，細胞輸注に先立つリンパ球除去を目的とした前処値を強化することで，奏効率を72％に高めることができ，1年生存率が50％以上であるとしている[14]。この方法は，細胞療法に用いるTILを体

細胞輸注関連毒性	臨床反応（ORR）	文献
なし	PR 2/17, MR 1/17	Morgan RA et al, Science, 2006[1]
皮膚，眼症（grade 2），聴力障害（grade 3）	PR 6/20（30.0 %）	Johnson LA et al, Blood, 2009[2]
	CR 1/16, PR 2/16	
—	PR 1/10	Davis JL et al, Clin Cancer Res, 2010[3]
下痢（grade 3，炎症性大腸炎）	PR 1/3, CEA低下 3/3	Parkhurst MR et al, Mol Ther, 2011[4]
なし	CR 5/38, PR 24/38（57.9 %）	Robbins PF et al, Clin Cancer Res, 2015[5]
中枢神経症状 3例（壊死性白質脳症で死亡 2例）	腫瘍縮小 5/9	Morgan RA et al, J Immunother, 2013[6]
心原性ショックで死亡 2例（titinへの反応による）	—	Linette GP et al, Blood, 2013[7]
呼吸症状 2例（新鮮細胞輸注）	腫瘍縮小 9/13	Chodon T et al, Clin Cancer Res, 2014[8]
なし	1年間無増悪 3/10	Kageyama S et al, Clin Cancer Res, 2015[9]
サイトカイン放出症候群（-），血清IL-6高値	無増悪 16/20（80 %），無増悪生存期間 19.1カ月	Rapoport AP et al, Nat Med, 2015[10]
肝障害（grade 3），発熱，血液障害	CR 1/17, PR 3/17	Lu YC et al, J Clin Oncol, 2017[11]
なし	骨髄芽球減少，正常造血回復 2/8	Tawara I et al, Blood, 2017[12]
サイトカイン放出症候群5例	腫瘍縮小 5/12（CR 1例）	D'Angelo SP et al, Cancer Discov, 2018[13]

（筆者作成）

外で培養，増殖するために新鮮腫瘍組織の採取が前提となるため，メラノーマ以外の腫瘍への適応を拡大していくことは困難をきわめることが予想される．そのため，腫瘍抗原ペプチドを認識するTCRの遺伝子をクローニング技術で同定し，そのTCR-α鎖とβ鎖遺伝子をウイルスベクターなどでT細胞に導入することで，TILに代わる新たな養子細胞療法を開発した経緯がある．これまでの臨床試験の報告を合わせると，メラノーマ，滑膜肉腫，食道癌，大腸癌および複数のがん種（乳癌，骨髄腫など）の文献報告があるが，メラノーマを対象にした臨床試験が多い（表2）．本項では，臨床試験の文献レビューを通じて，がん種ごとのTCR-T療法の

臨床的成果，意義および課題について解説する。

I　メラノーマ

　世界初のTCR-T療法は，17例(のちに追加症例合わせて31例)の転移性メラノーマを対象とした臨床試験で行われた[1]。TCRはメラノーマ関連抗原であるMART-1を認識し，その遺伝子配列はHLA-A*02:01のもつメラノーマ患者のTIL由来のクローン化CTLからクローニングされたものである。遺伝子導入用にレトロウイルスベクターが構築され，TCR-α鎖，β鎖遺伝子が搭載されたものであった。当初，T細胞の培養期間が19日間としてTCR-T療法が行われたが，輸注細胞の体内での血中維持が輸注50日目で予想よりも低かったため，その後は培養期間を6～9日間に短縮化した結果，血中維持率が数倍以上に改善された。この短期培養後のTCR-T療法例で奏効する例がみられ，この例では長期間の体内維持がみられていた。輸注した細胞数は$1×10^9$～$8.6×10^{10}$に分布しているが，最少量($1×10^9$細胞)の例で奏効があり，輸注細胞が体内で維持できるか否かのほうが，臨床効果を得るには重要であることを示唆するものである。TCR-T療法の前処置には，TIL療法の骨髄非破壊性レジメン(シクロホスファミド60 mg/kg：2日間，フルダラビン25 mg/m²：5日間)が用いられた。引き続き，同グループからTCRの親和性を高めたTCR-T療法の臨床試験結果が報告されている[2]。2つのTCRを使用した試験であるが，1つはTIL由来でMART-1を認識するTCRで前述と同様の細胞群からクローン化したCTLである。これらは，600クローン細胞から高親和性(high-avidity)細胞が選択されたものである。高親和性を，ペプチドあるいは腫瘍細胞との反応する際のinterferon-γ産生量とテトラマーとの結合強度とを合わせて定めている。もう1つのTCRは，マウス由来である。HLA-A*02:01遺伝子のトランスジェニックマウスを用いて，ヒトgp100ペプチドで免疫し誘導されたマウスリンパ球からTCR遺伝子をクローニングしたものである。マウスgp100は，ヒト配列とはアミノ酸が1つ異なり，ヒトgp100に反応するリンパ球は胸腺での中枢性トレランスによる排除が働いていないため，高親和性のTCRが誘導できるという基礎理論が根拠となったものである。高親和性TCRのMART-1を標的にしたTCR-T療法では，20例中6例(30%)が奏効したことより，TCRの改良により臨床効果の向上が得られたことになる[15]。gp100を標的にしたマウスTCR細胞の輸注では，16例中3例(19%)の臨床効果が得られている。しかし，メラノーマ関連抗原が分布する正常器官へ有害事象がon-target効果として出現している。これらは皮膚白斑，網膜傷害，重度の聴力障害であり，局所的なステロイド治療を要したものもあった。

　別の臨床試験として，がん精巣抗原であるNY-ESO-1を標的とした高親和性TCRを使用したTCR-T療法が，転移性メラノーマ20例を対象に実施された[5]。NY-ESO-1は精巣，胎盤以外の正常組織には発現されない点で，on-target効果としての有害事象のリスクが低いと考えられる。このTCRはもとの遺伝子配列に2カ所アミノ酸置換を行い，KD値を9.3 μMから730 nMにして結合性を高めている[16]。NCIグループによる同様の前処置法を採用し，$9×10^9$～$1.3×10^{11}$の細胞輸注が行われた。20例の転移性メラノーマに対して，完全奏効(complete response：CR)が4例，不完全奏効(partial response：PR)が7例で55%の奏効率が得られ，これまでのTCR-T療法のなかで最も有効性が

高い治療となっている。本試験では細胞輸注に関連する有害事象は発症しなかった。これらの臨床試験結果から，標的抗原の選択が有害事象のリスクに関係する重要な課題と考えられる。

II　滑膜肉腫

　滑膜肉腫は悪性軟部腫瘍の6〜10％の発症頻度で，わが国の年間発症は60〜80人の希少がんである。NY-ESO-1抗原が滑膜肉腫組織の80％に発現し，全がん種のなかでも高頻度である[17]。切除不能の滑膜肉腫例を対象にしたNY-ESO-1のTCR-T療法が実施されている[5]。前述のメラノーマと同様に高親和性TCRを用い，18例中11例(61％)が奏効し，うち1例がCRであった。この例は20カ月間CRが維持されていた[5]。奏効例は奏効しなかった例に比べて，輸注したT細胞数が多く，また抗原特異的な反応をもつ細胞が多い傾向がみられた。アダプティミューン・セラピューティクス社がNY-ESO-1に対する同じTCRの臨床試験を行い，12例の滑膜肉腫に対して6例(50％)に奏効し，うち1例はCRであった[13]。このようにNY-ESO-1の高親和性TCRを用いると，前述のメラノーマと同様に高い奏効率を示すことが明らかにされた。滑膜肉腫治療における既存の治療法の有効性については，化学療法剤エリブリンの奏効率が5％(1/19例)，無増悪率21％(4/19例)であり[18]，また，チロシンキナーゼ阻害薬であるパゾパニブを滑膜肉腫37例に投与した第II相臨床試験では4例(11%)の奏効率，無増悪率49％である[19]。これらより，TCR-T療法は，早期臨床試験の段階ではあるが，これまでの治療法に比べて優れていることが示されている。

III　上皮系腫瘍

　上皮系腫瘍に対するTCR-T療法の臨床試験では，食道癌10例を対象にMAGE-A4抗原を標的とした臨床試験が最もまとまった報告である[9]。MAGE-A4抗原はがん精巣抗原であり，MAGE-A1からA14までのMAGEファミリー遺伝子に由来する。MAGEファミリーは，互いに遺伝子配列が重複あるいは類似している特徴をもつ[20]。MAGE-A4は，食道扁平上皮癌の38〜52％に発現されている[9]。この臨床試験では前処置法を採用せずに細胞輸注のみのレジメンであり，輸注細胞数を3段階にcohortを増加させるデザインであった。輸注細胞は2週後まで体内で輸注細胞数に依存した血中動態を呈し，その後は100日以上の長期維持があった。また，食道癌の腫瘍組織に輸注細胞が浸潤していた。輸注細胞に関連した有害事象は観察しなかった。腫瘍縮小例はなかったが，10例中3例で無増悪期間が1年以上であった。

　別の臨床試験として，NCIからp53を標的にしたTCR-T輸注の実施例10例があり，そのなかに4例に乳癌が含まれていた。これら10例では，1例の唾液腺腫瘍でPRが得られているが，乳癌で奏効した例はなかった[3]。また，NCIからCEAを標的にしたTCR-T輸注を3例に実施し，1例でPRを認め，3例で血清CEA値の低下がみられたが，CEA発現している正常大腸粘膜傷害による重篤な炎症性腸炎が発生し，試験は中止されている[4]。

　また，MAGE-A3のHLAクラスII拘束性ペプチドの認識するTCR遺伝子を導入したCD4$^+$T細胞を輸注した報告があり，3例の上皮系腫瘍(子宮癌，食道癌，尿路上皮癌)に腫瘍縮小がみられたとある[11]。このように，上皮系腫瘍に対するTCR-T輸注の実績数がまだ少なく，臨

床的な有用性については十分には検証されていない。

IV 造血器腫瘍

これまで多発性骨髄腫に対する TCR-T 療法の臨床試験は，ペンシルベニア大学を中心に実施された[10]。標的抗原は NY-ESO-1 であり，進行期骨髄腫の 60 ％で発現される。自己末梢血幹細胞移植を併用する大量メルファラン前処置後に TCR-T 療法の 20 例に対して行ったものである。輸注後の血清 interleukin-6 が高値を示したが，特段の有害事象は認めず，TCR-T の血中増殖，維持と骨髄への浸潤を確認したものであった。進行期骨髄腫 20 例のうち 16 例に臨床効果を得て，中間無増悪期間は 19.1 ％であった。骨髄腫に対する効果が問題なく得られている報告である。

わが国においては，WT1 抗原を標的に急性骨髄性白血病・骨髄異形成症候群(myelodysplastic syndrome：MDS) 8 例に前処置を行わずに，TCR-T 療法を実施した[12]。2 回の細胞輸注を行い，2 回目の細胞輸注後に WT1 ペプチドワクチンを投与するものであった。有害事象は軽微であった。2 例に骨髄中芽球の減少と造血能が回復したことにより，WT1 抗原を標的にする TCR-T 療法は有望と考えられるが，血中動態の維持が困難な例があり，MDS では正常造血が低下しているため，遺伝子導入の際の自己リンパ球の質と量の確保が困難であり，今後は同種由来リンパ球の利用を進める方法も一案と考えられる。

V 重篤な有害事象の発生

TCR-T 療法の臨床試験の安全性については，標的抗原が正常組織に発現するか否か，TCR の抗原ペプチド・MHC 複合体への親和性(avidity)の程度により，予測が可能であり，これまでの報告についても説明可能である。NCI で実施された高親和性 TCR を用いたメラノーマ関連抗原 gp100 と CEA を標的にした臨床試験において，正常組織（皮膚，虹彩，聴神経，大腸粘膜）への傷害が on-target 効果として発症していた[4,15]。また，MAGE-A3 を標的にしたメラノーマ 7 例の TCR-T 療法で，3 例に中枢神経症状が発症，2 例が死亡という重篤な毒性の報告があった[6]。これは，この TCR が MAGE-A3 以外に，MAGE-A12 ペプチドにも同程度の反応性をもち，また，MAGE-A12 が脳組織の一部に発現されているために，TCR-T が中枢神経障害をきたしたことが判明している。また，ペンシルベニア大学のグループが同様の MAGE-A3 の TCR-T 療法をメラノーマ，骨髄腫各 1 例で実施したところ，心筋炎をきたして死亡に至った[7]。この原因は，拍動心筋細胞に発現する titin への反応が MAGE-A3 の TCR-T によって引き起こされたことが明らかになった。Titin は MAGE-A3 とは無関係な蛋白であるが，この TCR の反応性を精査した結果，titin 由来ペプチドにも反応する TCR であったことが明らかになった[21]。

このように高親和性 TCR は，目的とする抗原ペプチド以外の類似配列をもつ第三者抗原由来ペプチドに反応する可能性があるため，事前にペプチドへの反応性を十分に解析していく必要がある。

VI TCR 類似抗体を利用した新規 CAR-T 細胞療法の開発

多くのがん特異的抗原は細胞内に発現し，その一部ががん抗原ペプチドとして MHC とともにがん細胞表面上に発現し，それを TCR が認

特集：血液学からみるがん免疫療法の新時代

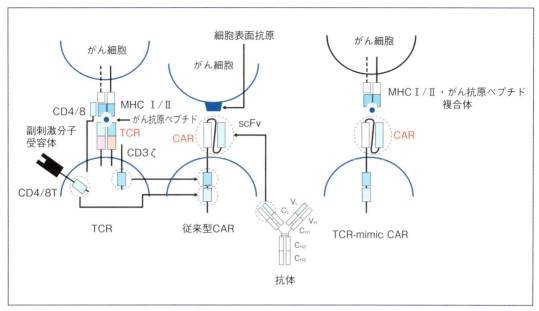

図2　TCR 類似(TCR-mimic) CAR の原理
TCR-mimic CAR は TCR と同じ構造を認識するため，抗体としての特性を維持しながら TCR と同じ反応性をとる。
(筆者作成)

識するが，これと同様の抗原認識様式を示し，細胞内がん特異的抗原ペプチドを MHC とともに認識できる抗体からなる TCR 類似(TCR-mimic) CAR の開発が開始されている(**図2**)。この新型 CAR の利点として，T 細胞の単離が困難ながん特異的抗原に対する抗体が比較的容易に単離できること，抗原と抗体の結合性があるため，TCR に比べて親和性が高く，いわゆる high-avidity 活性が実現できること，従来型 CAR では不可能であったがん特異的抗原ペプチドなどを用いたワクチンにより，新型 CAR 導入 T 細胞は生体内でその活性を増強できることが挙げられる。前臨床の段階であるが，造血器腫瘍を中心に幅広く発現する WT1 抗原を標的にした新規 CAR-T 細胞療法の研究開発が報告されている[22]。

おわりに

TCR 療法は，CAR-T 療法とともに新しい免疫細胞療法である。TCR-T 療法が細胞内抗原の認識機構を利用しているため，多種の抗原を標的として選択しやすく，CAR-T 療法より臨床応用には有利である。一方で，TCR 自体の抗原ペプチドへの結合能は抗体反応性より低く，親和性を高めた TCR の開発が進められてきた。しかし，高親和性 TCR を用いた臨床試験で重篤な有害事象の発生事例があり，first-in-man の臨床試験に先立って，前臨床段階での正常組織への反応性の有無についての解析を行っておくことが必要である。TCR-T 療法は，1種類の抗原エピトープを認識するのに比べ，TIL 療法は多種の抗原を認識するため，腫瘍個別のネオ抗原を認識していることが予想される。TCR-T 療法と TIL 療法との臨床的意義については今後の検証が必要である。

文献

1) Morgan RA, Dudley ME, Wunderlich JR, et al：Cancer regression in patients after transfer of genetically engineered lymphocytes. Science **314**：126-129, 2006
2) Johnson LA, Morgan RA, Dudley ME, et al：Gene therapy with human and mouse T-cell receptors mediates cancer regression and targets normal tissues expressing cognate antigen. Blood **114**：535-546, 2009
3) Davis JL, Theoret MR, Zheng Z, et al：evelopment of human anti-murine T-cell receptor antibodies in both responding and nonresponding patients enrolled in TCR gene therapy trials. Clin Cancer Res **16**：5852-5861, 2010
4) Parkhurst MR, Yang JC, Langan RC, et al：T cells targeting carcinoembryonic antigen can mediate regression of metastatic colorectal cancer but induce severe transient colitis. Mol Ther **19**：620-626, 2011
5) Robbins PF, Kassim SH, Tran TL, et al：A pilot trial using lymphocytes genetically engineered with an NY-ESO-1-reactive T-cell receptor：long-term follow-up and correlates with response. Clin Cancer Res **21**：1019-1027, 2015
6) Morgan RA, Chinnasamy N, Abate-Daga D, et al：Cancer regression and neurological toxicity following anti-MAGE-A3 TCR gene therapy. J Immunother **36**：133-151, 2013
7) Linette GP, Stadtmauer EA, Maus MV, et al：Cardiovascular toxicity and titin cross-reactivity of affinity-enhanced T cells in myeloma and melanoma. Blood **122**：863-871, 2013
8) Chodon T, Comin-Anduix B, Chmielowski B, et al：Adoptive transfer of MART-1 T-cell receptor transgenic lymphocytes and dendritic cell vaccination in patients with metastatic melanoma. Clin Cancer Res **20**：2457-2465, 2014
9) Kageyama S, Ikeda H, Miyahara Y, et al：Adoptive transfer of MAGE-A4 T-cell receptor gene-transduced lymphocytes in patients with recurrent esophageal cancer. Clin Cancer Res **21**：2268-2277, 2015
10) Rapoport AP, Stadtmauer EA, Binder-Scholl GK, et al：NY-ESO-1-specific TCR-engineered T cells mediate sustained antigen-specific antitumor effects in myeloma. Nat Med **21**：914-921, 2015
11) Lu YC, Parker LL, Lu T, et al：Treatment of patients with metastatic cancer using a major histocompatibility complex class Ⅱ-restricted T-Cell receptor targeting the cancer germline antigen MAGE-A3. J Clin Oncol **35**：3322-3329, 2017
12) Tawara I, Kageyama S, Miyahara Y, et al：Safety and persistence of WT1-specific T-cell receptor gene-transduced lymphocytes in patients with AML and MDS. Blood **130**：1985-1994, 2017
13) D'Angelo SP, Melchiori L, Merchant MS, et al：Antitumor activity Associated with prolonged persistence of adoptively transferred NY-ESO-1 c259T cells in synovial sarcoma. Cancer Discov **8**：944-957, 2018
14) Dudley ME, Yang JC, Sherry R, et al：Adoptive cell therapy for patients with metastatic melanoma：evaluation of intensive myeloablative chemoradiation preparative regimens. J Clin Oncol **26**：5233-5239, 2008
15) Johnson LA, Heemskerk B, Powell DJ Jr, et al：Gene transfer of tumor-reactive TCR confers both high avidity and tumor reactivity to nonreactive peripheral blood mononuclear cells and tumor-infiltrating lymphocytes. J Immunol **177**：6548-6559, 2006
16) Robbins PF, Li YF, El-Gamil M, et al：Single and dual amino acid substitutions in TCR CDRs can enhance antigen-specific T cell functions. J Immunol **180**：6116-6131, 2008
17) Jungbluth AA, Antonescu CR, Busam KJ, et al：Monophasic and biphasic synovial sarcomas abundantly express cancer/testis antigen NY-ESO-1 but not MAGE-A1 or CT7. Int J Cancer **94**：252-256, 2001
18) Schöffski P, Ray-Coquard IL, Cioffi A；European Organisation for Research and Treatment of Cancer (EORTC) Soft Tissue and Bone Sarcoma Group (STBSG), et al：Activity of eribulin mesylate in patients with soft-tissue sarcoma：a phase 2 study in four independent histological subtypes. Lancet Oncol **12**：1045-1052, 2011
19) Sleijfer S, Ray-Coquard I, Papai Z, et al：Pazopanib, a multikinase angiogenesis inhibitor, in patients with relapsed or refractory advanced soft tissue sarcoma：a phase Ⅱ study from the European organisation for research and treatment of cancer-soft tissue and bone sarcoma group (EORTC study 62043). J Clin Oncol **27**：3126-3132, 2009
20) Chomez P, De Backer O, Bertrand M, et al：An overview of the MAGE gene family with the identification of all human members of the family. Cancer Res **61**：5544-5551, 2001
21) Cameron BJ, Gerry AB, Dukes J, et al：Identification of a Titin-derived HLA-A1-presented peptide as a cross-reactive target for engineered MAGE A3-directed T cells. Sci Transl Med 5：197ra103, 2013
22) Akahori Y, Wang L, Yoneyama M, et al：Antitumor activity of CAR-T cells targeting the intracellular oncoprotein WT1 can be enhanced by vaccination. Blood **132**：1134-1145, 2018

特集：血液学からみるがん免疫療法の新時代

3 キメラ抗原受容体（CAR）T細胞療法

大嶺　謙　Ken Ohmine

自治医科大学内科学講座血液学部門・
同大学免疫遺伝子細胞治療学（タカラバイオ）講座 准教授

Summary

CAR-T療法は，遺伝子改変技術により，T細胞に腫瘍特異性と機能増強を付与して用いる免疫細胞療法の1つである．劇的な臨床効果を背景に，2019年3月にわが国においてCD19特異的CAR-T療法が承認された．本治療に伴う重篤な有害事象も報告されており，その遂行にあたっては，十分な対策が求められる．現在，新規標的抗原に対するCAR，機能を強化したArmored CAR，非自己のT細胞を用いたユニバーサルCAR-Tなど，新規CAR-T療法の開発が進んでいる．

はじめに

B細胞性腫瘍に対するキメラ抗原受容体（chimeric antigen receptor：CAR）導入T細胞療法（CAR-T）のきわめて高い治療効果が示されたことにより，遺伝子改変T細胞療法への期待が大きく高まっている．わが国においては，2019年3月，CAR-T療法「tisagenlecleucel［チサゲンレクルユーセル（Kymriah：キムリア®）］」が再生医療製品として承認された．対象は，小児および若年成人の再発または難治性の急性リンパ芽球性白血病（acute lymphoblastic leukemia：ALL）および非ホジキンリンパ腫（non Hodgkin Lymphoma：NHL）である．今後，同療法を安全に効率的に遂行するためには，臨床現場における十分な体制を確立するとともに，米国や中国における大規模臨床試験の結果と課題を確認する必要があろう．本項では，CAR-T療法のコンセプトおよびCD19-CAR-T療法の臨床開発を振り返るとともに，新規のCARの開発の現状について概説する．

I　CAR-T療法のコンセプト（図1）

CARは，免疫グロブリンの重鎖と軽鎖の可変部を一本鎖抗体（single chain variable fragment：scFv）のかたちで利用し，そこに抗原刺激を細胞内に伝えるT細胞受容体（T-cell receptor：TCR）のシグナル伝達部位を人工的につなげたキメラ分子である．CARを遺伝子導入したT細胞（CAR-T）は，scFvを介して標的と結合するとその下流のシグナルドメインを介して活性化され，サイトカインや細胞障害性蛋白の放出により腫瘍細胞を傷害する．また，

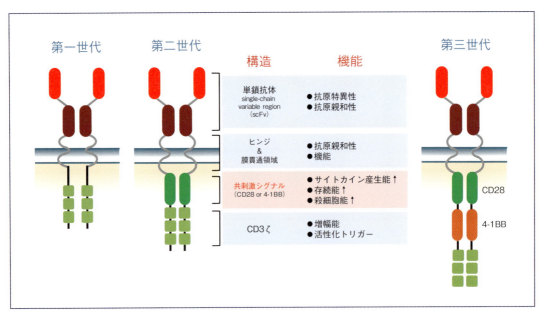

図1 共刺激シグナルドメインを組み入れた CAR
　腫瘍細胞の表面抗原に結合する抗体の VH, VL 領域を単鎖抗体（single-chain variable fragment：scFv）のかたちで利用し，そこに T 細胞内に刺激を伝達する分子である CD3 ζ をつなげた受容体分子である。そこに CD28, 4-1BB などの共刺激シグナル分子を組み入れることで，CAR-T の機能が増強される。複数の共刺激シグナルを組み入れた第三世代 CAR の開発が進んでいる。

（筆者作成）

産生されたサイトカインが，他の免疫担当細胞を誘導することで間接的な抗腫瘍効果がもたらせられる[1]。scFv の抗原に対する親和性は TCR に対して 10^2〜10^4 高い。また，HLA 非拘束性に抗原を認識することから，HLA の表出が減弱，消失した腫瘍細胞も認識し，特定の HLA をもつ患者に限定されずに用いることが可能などの特徴を有する[1]。scFv と TCR シグナルドメインの基本骨格のみからなる第一世代とよばれる CAR は，*in vivo* における増幅能やサイトカイン産生能等の抗腫瘍活性が不十分で，臨床試験においても十分な抗腫瘍効果が得られなかった。そこで，T 細胞の増幅と抗アポトーシス伝達にかかわる 4-1BB, CD28, OX40 等の共刺激シグナル分子を組み入れた CAR が開発された（第二世代 CAR）。

　第二世代 CAR では，共刺激シグナルを介した第二の抗原応答反応により，抗腫瘍効果が得られることが臨床的に実証された。近年，多くの臨床試験で用いられている 2 つの代表的な共刺激シグナル分子である 4-1BB と CD28 がそれぞれ CAR-T へ与える特性が明らかにされている。*Ex vivo* の検討では，4-1BB シグナルは CAR-T をセントラルメモリー T 細胞へ，一方，CD28 シグナルはエフェクターメモリー T 細胞へ誘導する[2]。また，CD28 に比し，4-1BB シグナルは CAR-T の疲弊化分子の発現を抑制し，マウスモデルにおいては，CAR-T の体内存続能を増強する作用があることが示された[3]。この異なる特性を有する共刺激シグナル分子を，1 つの CAR に組み入れた"第三世代 CAR"の開発も進んでいる。

現在のところ、CARを導入する細胞としては、主に患者の末梢血からアフェレーシス等で採取された患者自己T細胞が用いられている。採取したT細胞をサイトカインや抗体によって刺激したあと、ウイルスベクターやトランスポゾンを用いてCAR遺伝子を導入する。このCAR-Tを培養により、輸注目標細胞数まで増幅させたうえで回収し、輸注製品として凍結保存する。

II B細胞性造血器腫瘍に対する標的抗原

現在のところCD19、CD20、CD22、CD269(B-cell maturation antigen：BCMA)等のB細胞分化抗原に対するCAR-T療法の開発が先行している。このうち臨床的に最も成功したのがCD19特異的CAR-T療法である。CD19は、B細胞性白血病、リンパ腫細胞に広く発現している一方で、造血幹細胞や他の正常組織には発現していない。CD19を標的とした場合、正常B細胞も傷害され低ガンマグロブリン血症が起こりうるが、免疫グロブリン製剤によって補充が可能である。また、CD19は血中に可溶性フォームのかたちで存在しないため、CARの抗原結合部位が奪われることなく、標的分子としては適切である。

III CD19-CAR-T療法成功の萌芽

2010年に、NCIのグループから濾胞性リンパ腫に対するCD28を組み入れたCD19-CAR-T療法の症例報告がなされた[4]。シクロホスファミドとフルダラビンによる前処置化学療法後にCAR-Tを輸注、続いてIL-2製剤を投与するプロトコールが用いられた。この患者は32週間にわたり部分奏効(partial response：PR)を維持したあとに再燃したが、CAR-Tの再輸注により18カ月以上の間、PRを維持した[5]。この臨床試験で用いられたCARはaxicabtagene ciloleucel(Yescarta®)として、2018年に米国食品医薬品局(Food and Drug Administration：FDA)に承認されている。

一方、2011年にペンシルベニア大学から、難治性CLL患者を対象に、のちにチサゲンレクルユーセル(キムリア®)として承認されるCD19-CAR-T療法の臨床試験の結果が報告された[6,7]。輸注したCAR-Tは患者体内で1,000〜10,000倍以上に増幅し、1例では6カ月以上にわたり血中および骨髄から検出された。3例中2例に完全奏効(complete response：CR)、1例がPRを得ている。

その後、同グループから2例の小児ALL患者に対するCAR-T療法の結果が報告された[8]。1例目は、重篤なサイトカイン放出症候群(cytokine release syndrome：CRS)を経たあとにCRを得たが、そのプロセスでCRSに対する抗IL-6抗体薬・トシリズマブの有効性も示された。別の1例はさい帯血移植後に移植片対宿主病(graft-versus-host disease：GVHD)を合併した再発例で、CD19を標的とする抗体医薬ブリナツモマブ療法に不応例だったが、CAR-T輸注後、1カ月以内にCRが得られた。本例に輸注されたCAR-Tはすべてさい帯血ドナー由来であったが、重篤なGVHDは観察されなかった。その輸注2カ月後、CD19陰性クローンにより再発している。また、この2例の脳脊髄液中にはCAR-Tが認めたことから、中枢神経病変に対する有効性が期待された。

成人ALLを対象とした早期の臨床試験は、Memorial Sloan Kettering Cancer Center(米国)から報告された[9]。5例中4例で微小残存病変(minimal residual disease：MRD)陰性のCR

表1 再発・難治性B-ALLに対するチサゲンレクルユーセルのFDA承認の背景となった臨床試験

製品名	チサゲンレクルユーセル
適応疾患	小児および25歳以下の再発・難治性B-ALL
承認の背景となった臨床試験	ELIANA（NCT02228096）
12カ月全生存率（95 % CI，輸注症例 75例）	76 %（63-86）
全生存期間中央値（95 % CI）	19.1月（15.2-NE）
12カ月無イベント率（95 % CI，輸注症例 75例）	50 %（35-64）
寛解持続期間中央値（評価対象 61例）	NR

B-ALL；前駆B細胞急性リンパ性白血病
CI：confidence interval

（文献10をもとに筆者作成）

を得ている。彼らのプロトコールは同種移植への橋渡し治療として位置づけられており，全例が移植している。

Ⅳ　CD19-CAR-T療法の承認

2017年8月にチサゲンレクルユーセル（キムリア®），10月にはaxicabtagene ciloleucel（Yescarta®）がそれぞれFDAにより承認されている。小児および25歳以下の成人ALLを対象として，チサゲンレクルユーセルが承認された背景となったELIANA臨床試験を表1[10]に示す。3歳から23歳の92例が登録され，うち75例にCAR-Tの輸注が行われた。CR率81 %で，うち検索を行った61例中58例（95 %）がday 28までにMDR陰性に至った。輸注後1年の無イベント生存（event-free survival：EFS）は50 %だった。CAR-Tの血中動態については，Day 28までに寛解を得た60例が中央値day 10（5.7-28）にピークが得られたのに対し，無効の6例では中央値day 20（13-63）と体内増幅が遅かった。また，データ収集時点における60症例のCAR-Tの血中検出期間の中央値は168日間（20-617）であった。

一方，ZUMA-1試験の結果（表2）をもとに，難治性NHLを対象としてaxicabtagene ciloleucelが承認された。同試験は，CAR-Tの輸注が行われた101例中（びまん性大細胞型B細胞リンパ腫77例，他のサブタイプ24例），全奏効率（overall response rate：ORR）82 %だった。治療反応期間の中央値は8.1カ月で，18カ月の全生存率（overall survival：OS）は52 %だった。また，2018年5月に第Ⅱ相臨床試験JULIET試験（表2）を背景に，チサゲンレクルユーセルが追加承認された。JULIET試験は評価対象となった81例中ORR 53.1 %で，6カ月のOSは64.5 %であった。

Ⅴ　CAR-T療法の有害事象と対策

CAR-Tの臨床開発のプロセスにおいて，従来の化学療法や低分子化合薬とは，異なる特異的な毒性が報告されてきた。CRSと神経毒性は特に留意すべき有害事象であり，CAR-T療法の施行にあたっては十分な対策が求められる。

表2 再発・難治性DLBCLに対するaxicabtagene ciloleucelとチサゲンレクルユーセルのFDA承認の背景となった臨床試験

製品名	axicabtagene ciloleucel	チサゲンレクルユーセル
適応疾患	再発・難治性DLBCL（成人）	再発・難治性DLBCL（成人）
承認の背景となった臨床試験	ZUMA-1（NCT02348216）	JULIET（NCT02445248）
患者数	101例	68例
ORR（%, 95 % CI）	73例（72 %, 62-81）	34例（50 %, 37.6-62.4）
CR（%, 95 % CI）	52例（51 %, 41-62）	22例（32 %, 21.5-44.8）
PR（%, 95 % CI）	21例（21 %, 13-30）	12例（18 %, 9.5-28.8）
治療奏効期間の中央値, 95 % CI	9.2カ月, 5.4-NR	NR, 5.1-NR
観察期間の中央値	7.9カ月	9.4カ月
CRの奏効期間の中央値, 95 % CI	NR, 8.1-NR	NR, 10.0-NR
PRの奏効期間の中央値, 95 % CI	2.1カ月, 1.3-5.3	3.4カ月, 1.0-NR

DLBCL；びまん性大細胞型B細胞性リンパ腫

（筆者作成）

1. サイトカイン放出症候群（図2）[11]

CRSは，CAR-Tが体内で産生する過剰なサイトカインによる全身性の炎症反応である。また，サイトカインにより活性化されたマクロファージ等の免疫担当細胞もCRSの病態に寄与する。輸注したCAR-Tが体内で増幅すると，interferon（IFN）-γ，顆粒球単球コロニー刺激因子，interleukin（IL）-6ならびにIL-10等のサイトカインの急激な上昇がみられる。発熱，筋痛，全身倦怠感，低血圧ならびに低酸素血症が典型的な症状であるが，血管透過性症候群や心機能異常，肝腎障害，播種性血管内凝固症候群を合併し，多臓器不全へ至る例もある。CAR-T輸注後2週間以内に発症することが多く，発症後1～2週間で収束へ向かう。CD19-CAR療法におけるCRSの発症頻度は18～100 %と幅広く，ALLを対象とした臨床試験における重症CRS例は8～46 %と報告されている[10, 12~16]。CAR-T輸注時の腫瘍量とCRSの重症化が相関する。また，輸注後2日以内の早期にCRSを発症すると重症化する。ステロイドの全身投与はCRS治療の選択肢の1つであるが，同剤を長期間，大量投与することで，CAR-Tの体内存続が抑制される可能性がある。抗IL-6抗体医薬トシリズマブはCAR-Tを抑制することなく，CRSをコントロールに有用であることが複数の臨床試験で認められており，同剤はCRSに対する治療薬としてわが国でも承認されている。2018年12月，欧米の主要なCAR-T療法の研究者と企業によって取り決められたCRSおよび神経毒性に関するgradingについてのガイドラインが発表された[17]。

2. 神経毒性

CAR-T輸注後に，昏迷，せん妄，感覚鈍麻，失語ならびにけいれん等の非特異的な神経・精神症状が観察される[10, 12~16]。けいれん重積発作，脳浮腫による死亡例も報告されている。特異的な画像所見はみられず，輸注前の中枢神経病変の存在との関連も認めていない。大多数例で，

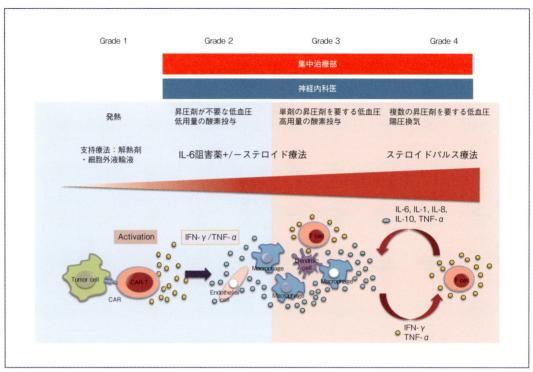

図2　サイトカイン放出症候群の grading とマネジメント

（文献 11 より引用改変）

後遺症を残すことなく回復するが，けいれん重積や脳浮腫による死亡例の報告がある。CRS に附随して起こることが多いことから，サイトカインの中枢神経への影響が示唆されるが，CRS を伴わない例や CRS が収束したあとに発症する例もあり，発症機序は不明である。標準的な治療法は確立しておらず，重症例には，神経内科医の早期の介入と集中治療室における綿密なモニタリングが求められる。

VI　造血器腫瘍に対する新規 CAR-T 開発の動向

1. 標的抗原の選択

B 細胞性急性リンパ芽球性白血病

CD22 は，pre-B 細胞から成熟 B 細胞まで発現している B 細胞の分化抗原である。すでに CD22 を標的とした抗体医薬イノツズマブ オゾガマイシンは，難治性 leukemia：B-ALL（B-cell acute lymphoblastic leukemia）への標準的化学療法を上回る有効性が示されており[18]，わが国においても 2018 年に販売承認が得られている。Fry らは，CD19-CAR-T 療法治療歴のある 17 例を含む 21 例の B-ALL 症例を対象として，CD22 特異的 CAR-T 療法の臨床試験を行った[19]。CRS，神経毒性，正常 B 細胞の抑制等の毒性は予想の範囲内であり，対応可能だった。CR を得た 12 例（57 %）中，9 例で MRD 陰性の CR に至っている。その後，8 例は 1.5〜12 カ月（中央値 6 カ月）で再発し，7 例で腫瘍細胞における CD22 の発現低下が観察されている。

■ 2. 多発性骨髄腫
1) B-cell maturation antigen

BCMA は tumor necrosis factor (TNF) レセプターファミリーで，骨髄腫細胞の抗アポトーシスおよび増殖にかかわる分子である。成熟B細胞および骨髄腫細胞に発現している一方で，他の組織には発現がない。難治性骨髄腫を対象としたBCMA特異的CAR-T療法の複数臨床試験がわが国を含む多施設共同で遂行されて，80％以上の奏効率，27～74％の寛解率が得られている[20~22]。

2017年11月，FDAはBCMA-CAR-T療法であるbb2121を"breakthrough therapy"（画期的治療薬）をして承認した。33例を対象としたbb2121の第Ⅰ相臨床試験ではORR 85％，stringent CR 36％，無増悪生存期間（progression free survival：PFS）の中央値は11.8カ月（6.2～17.8カ月）であった。25例（75％）にCRSを認めたが，grade 3以上のCRSは2例（6％）のみだった。また，14例（42％）に神経毒性を認めたが，1例を除いていずれも軽症であり全例が回復している。現在，本製品の第Ⅱ相臨床試験であるKarMMa試験（NCT03361748）が進行中である。

ほかに，中国発のBCMA-CAR-T療法としてLCAR-B38Mがある。このCARは，抗原認識部位としてBCMA上の異なる2つのエピトープを認識するラマ由来の抗体を利用している点がユニークである[22]。17例を対象としたLCAR-B38Mの第Ⅰ相臨床LEGEND-1試験（NCT03090659）の報告ではORR 82％で，13例がsCR，2例がVGPRを得ている。5例の髄外病変を有する症例にも奏効を得ているが，効果は一時的で，うち4例に再燃を認めている。また，再発例の血中に抗CAR-T抗体が観察されている。現在，第Ⅰb/Ⅱ相臨床試験，CARTITUDE-1試験（NCT03548207）が欧米の多施設で遂行されている。

このほかにも複数のBCMA-CAR-T療法の第Ⅰ相臨床試験において，安全性と一定の有効性が示されている[20,23]。

2) 活性型インテグリンβ7

多発性骨髄腫細胞において，恒常的に活性化しているインテグリンβ7を認識するMMG49特異的CARが世界に先駆け，わが国にて開発されている[24]。活性型インテグリンβ7は分化した骨髄腫形質細胞のみではなく，より未分化な骨髄腫前駆細胞にも発現していることから，BCMAをはじめとする他のB細胞分化抗原を標的としたCARよりも広く腫瘍細胞を攻略できる可能性がある。インテグリンβ7は正常リンパ球およびCD34陽性細胞にも発現しているが，そのほとんどは不活性型の構造で存在しておりMMG49に認識されない。また，造血組織以外の細胞には発現してないことから，毒性を回避することが可能である。現在，わが国において第Ⅰ相臨床試験の準備が進んでいる。

■ 3. 急性骨髄性白血病
1) Natural killer group 2 member D

Natural killer group 2 member D (NKG2D) はNK細胞，細胞傷害性T細胞（cytotoxic T lymphocyte：CTL）の受容体分子であり，リガンドとの結合により殺細胞性顆粒やサイトカインの産生を誘導する。一方，NKG2Dリガンド（NKG2D-L）は，正常細胞では発現が低いが，腫瘍化やウイルス感染などのストレスにより発現が誘導される分子であり，急性骨髄性白血病（acute myelogenous leukemia：AML）ほか，さまざまな腫瘍細胞に発現が確認されている。そこで，NK細胞やT細胞上にNKG2D/NKG2D-L経路を介した反応を利用したCAR

が開発されている[25]。抗原認識部位として，NKG2Dを用いたCARの第Ⅰ相臨床試験（NCT02203825）[26]では，7例のAML患者と骨髄異形成症候群，多発性骨髄腫患者12例に対し，前処置化学療法なしでCAR-Tが輸注された重篤な毒性も観察されなかった。

2) CD33

AML患者の約90％の腫瘍細胞に発現しているCD33は，すでに複数の抗体医薬の標的抗原とされている。サルベージ療法として広く臨床現場で用いられているゲムツズマブ オゾガマイシンのほか，CD3/CD33二重特異性T細胞誘導（BiTE）抗体が開発されている[27]。一方，難治性AMLを対象とした複数のCD33-CAR-T療法の第Ⅰ相臨床試験が進行中である。これまでに1症例の経過報告があるが治療奏効が得られていない。本例は2週間の汎血球減少，一過性の高ビリルビン血症を呈したのみで安全に治療が遂行可能だった。CD33を標的とした場合に，正常造血への毒性が問題になる。これに対し，ゲノム編集技術を用いてCD33をノックアウトした患者自己造血幹細胞を用意し併用する戦略が検討されている[28]。

このほか，CD38，CD56，CD117，CD123，Lewis-Y，Muc-1，CD44v6等を標的にしたCARの臨床開発が進んでいるが，一定の安全性が示されている一方で，十分な臨床効果を示した報告はない。

■ 4. 次世代のCAR開発
1) Armored CARの開発

腫瘍局所におけるCAR-Tの抗腫瘍活性を高めることを目的として，CARの構造にIL-12，IL-15等のサイトカインや樹状細胞（dendritic cells：DCs），マクロファージや制御性T細胞等の免疫担当細胞を活性化するリガンド分子，CD40リガンド，4-1BBリガンド等を組み入れる試みがなされている。これらは従来のCAR（車）に対し，Armored CAR（装甲車）と称されている。

2) IL-12を組み込んだCAR

IL-12はDCsやマクロファージ，好中球から産生されるサイトカインで，CTLを刺激しIFN-γやTNF-αを誘導する[29]。また，腫瘍局所において制御性T細胞やTGF（transforming growth factor）-α，IL-10などの免疫抑制因子を抑制することが報告されている。IL-12をCARの構造に組み込むことで共刺激シグナルに加え，CAR-Tに増幅と機能の強化が期待できる。また，IL-12を全身投与する臨床試験[4]では強い血液毒性が観察されたが，このシステムでは，CARの抗原認識がIL-12の発現誘導の分子スイッチとなっているため，全身へのサイトカインの影響を回避することが可能である。現在，卵巣癌を対象としたIL-12産生MUC-16特異的CARの第Ⅰ相臨床試験が行われている[30]。

3) CD40リガンドを組み込んだCAR

CD40リガンド（CD40L）はTNF-αスーパーファミリーであり，主に活性化T細胞と血小板上に発現している。一方，CD40はDCs，単球，B細胞などの抗原提示細胞に発現しており，両者の結合は，DCsの活性化を誘導しIL-12やIFN-γ等のサイトカインを介して，T細胞を活性化する[31]。CD19-CARにCD40Lを組み込んだ，CD40L-CD19-CAR-Tでは、抗腫瘍活性の上昇のみならず，B細胞性腫瘍細胞上に発現するCD40へCD40Lが結合することにより，Fas依存性のアポトーシスが誘導されることが実験的に示されている[32]。さらに，このCAR-TはDCsの質的な変化（ライセシング）を誘導し，

CARを介さずに腫瘍ペプチドを認識する内因性のT細胞が得られ，すなわち，CARの標的抗原陰性の腫瘍細胞に対する間接的な抗腫瘍効果の誘導が可能になる．

4) 4-1BBリガンドを組み込んだCAR

4-1BBとそのリガンドである4-1BBLはそれぞれTNF受容体とTNFスーパーファミリーである．4-1BBは，第二世代CARの共刺激シグナルとして広く用いられている．4-1BB伝達経路はCD8$^+$細胞の増幅，メモリーT細胞の維持に重要である．T細胞以外には，単球，DCs，好中球，NK細胞に発現している．DCs上の4-1BBに4-1BBLが結合すると，IL-12，IL-6等，T細胞の活性化を誘導するさまざまなサイトカインが産生される．共刺激シグナルにCD28を利用したCARに4-1BBLを共発現させたところ，CD8/CD4割合の増加とCAR-Tの疲弊化の抑制が起こり，抗腫瘍効果と生体内における存続能が高まることが報告されている[33]．CAR-T細胞に発現する4-1BBLは，自身の4-1BBに結合するほか，周囲のT細胞の4-1BBとも結合し作用する．すでに4-1BBL搭載CAR-T細胞を用いた臨床研究が進行中である(NCT03085173)．

■ 5. 複数の抗原を標的としたCAR

CD19-CAR-T療法により高い寛解率が得られる一方で，短期間のうちに再発する症例が観察されている．標的抗原陰性クローンによる再発が約半数にのぼる臨床試験報告もあり[12]，長期寛解を目指すうえで課題となっている．単一の分子を標的とする治療法からのエスケイプ現象に対する方策として，1つのT細胞に異なる2つの標的特異的CARを発現させた"dual CAR"[34]や異なる2つの標的分子に対するscFvを1つのベクターに組み込んだ"tandem CAR"とよばれるシステムの開発が試みられている[35,36]．また，Leeらは，BCMAとtransmembrane activator and calcium-modulator and cyclophilin ligand (TACI)の両者に結合するリガンドであるAPRIL特異的CARが，どちらか一方の受容体分子が陰性化した骨髄腫細胞に対しても抗腫瘍効果を維持することを示した[37]．TACIもBCMAと同様にB細胞分化にかかわる分子であり，正常形質細胞および骨髄腫細胞に発現していることが知られている．この方法により，複数の標的に対するscFvをそれぞれ別に用意するよりベクターのサイズを縮小することが可能である．

Ⅶ 非自己のT細胞を用いたCAR-T

非自己由来のT細胞からCAR-Tを作成し，いつでも利用が可能な"off-the-shelf製剤(必要なときにすぐに棚から取り出して使用可能な製剤)"の開発が進んでいる．すでに臨床試験で有効性と安全性が示されている．この方法は，従来の患者自己T細胞を用いた場合よりも4つの点で優位である．まず，CAR-Tのソースとなるドナー細胞は化学療法剤に曝露されていないため，T細胞数やその質に問題がない．次に，off-the-shelf製剤であるゆえ，病勢の急速な進行や合併症ない時期にCAR-Tを輸注するなどの治療戦略を立てることが容易である．また，アフェレーシス産物のなかに腫瘍細胞の混在がない．CAR-T製造のプロセスで，腫瘍細胞に導入されたCD19-CARが自身の細胞表面の標的抗原CD19と結合することで，CD19がマスクされるかたちとなり，CAR-Tの認識を回避し，再発原因となった症例が報告されたが，このようなリスクは回避されうる．最後にコストが削減しうる．

一方，非自己T細胞から作製したCAR-Tを用いる場合には，患者の拒絶反応やCAR-Tが

患者の臓器を傷害する GVHD のコントロールが必要となる．近年，ゲノム編集技術を用いて内因性 TCR 遺伝子をノックアウトし，CAR を発現させて用いる"ユニバーサル CAR-T 療法"の開発が行われている．すでにこのシステムを用いた臨床試験が行われており[38]，複数例でMRD 陰性の CR を得ているが，軽症の GVHD も観察されている．これは，ゲノム編集のプロセスで，TCR の発現が十分に抑制されなかった T 細胞による反応と考えられる．今後，ゲノム編集技術の精度をさらに上げることが求められる．

おわりに

チサゲンレクルユーセルが FDA に承認されてから遅れること約 1 年半余，わが国においても同剤が承認された．米国における CD19-CAR-T 療法の劇的な臨床的成功が，各方面のメディアで取り上げられていたことから，事前に大きな期待がもたれていた．従来の治療では効果が期待できない難治性 B 細胞性腫瘍の患者にとって，有力な選択肢が加わったことは朗報である．しかし一方，米国では数年前からは臨床開発の中心がアカデミアから企業に移り，CAR-T 輸注例が 1,000 例を超えた．現在では，一時の CAR フィーバーは冷め，本治療を冷静に評価し，より効率的に運用するための検討が始まっている．すなわち，CAR-T 療法をはじめとする細胞療法を取り巻くロジスティクスの整備である．そこには有害事象へのガイドラインの作成，アカデミアと企業の連携の方策，規制，運搬，コストの問題が含まれる．わが国における CAR-T 療法の臨床開発は端緒についたばかりであり，米国や中国に対して大きく遅れをとっている．今後，さらにスピードとスケールが拡大すると予想されるがん免疫細胞療法の開発に対応するため，産官学が協調し，より洗練された臨床開発システムが構築されることを期待したい．

文献

1) Cartellieri M, Bachmann M, Feldmann A, et al：Chimeric antigen receptor-engineered T cells for immunotherapy of cancer. J Biomed Biotechnol **2010**：956304, 2010
2) Kawalekar OU, O'Connor RS, Fraietta JA, et al：Distinct signaling of coreceptors regulates specific metabolism pathways and impacts memory development in CAR T cells. Immunity **44**：380-390, 2016
3) Long AH, Haso WM, Shern JF, et al：4-1BB costimulation ameliorates T cell exhaustion induced by tonic signaling of chimeric antigen receptors. Nat Med **21**：581-590, 2015
4) Lacy MQ, Jacobus S, Blood EA, et al：Phase II study of interleukin-12 for treatment of plateau phase multiple myeloma (E1A96)：a trial of the Eastern Cooperative Oncology Group. Leuk Res **33**：1485-1489, 2009
5) Kochenderfer JN, Dudley ME, Feldman SA, et al：B-cell depletion and remissions of malignancy along with cytokine-associated toxicity in a clinical trial of anti-CD19 chimeric-antigen-receptor-transduced T cells. Blood **119**：2709-2720, 2012
6) Porter DL, Levine BL, Kalos M, et al：Chimeric antigen receptor-modified T cells in chronic lymphoid leukemia. N Engl J Med **365**：725-733, 2011
7) Kalos M, Levine BL, Porter DL, et al：T cells with chimeric antigen receptors have potent antitumor effects and can establish memory in patients with advanced leukemia. Sci Transl Med **3**：95ra73, 2011
8) Grupp SA, Kalos M, Barrett D, et al：Chimeric antigen receptor-modified T cells for acute lymphoid leukemia. N Engl J Med **368**：1509-1518, 2013
9) Brentjens RJ, Davila ML, Riviere I, et al：CD19-targeted T cells rapidly induce molecular remissions in adults with chemotherapy-refractory acute lymphoblastic leukemia. Sci Transl Med **5**：177ra38, 2013
10) Maude SL, Laetsch TW, Buechner J, et al：Tisagenlecleucel in children and young adults with B-Cell lymphoblastic leukemia. N Engl J Med **378**：439-448, 2018
11) Shimabukuro-Vornhagen A, Gödel P, Subklewe M, et al：Cytokine release syndrome. J Immunother Cancer **6**：56, 2018
12) Lee DW, Kochenderfer JN, Stetler-Stevenson M, et al：T cells expressing CD19 chimeric antigen receptors for

acute lymphoblastic leukaemia in children and young adults : a phase 1 dose-escalation trial. Lancet **385** : 517-528, 2015

13) Neelapu SS, Locke FL, Bartlett NL, et al : Axicabtagene ciloleucel CAR T-cell therapy in refractory large B-cell lymphoma. N Engl J Med **377** : 2531-2544, 2017

14) Park JH, Rivière I, Gonen M, et al : Long-term follow-up of CD19 CAR therapy in acute lymphoblastic leukemia. N Engl J Med **378** : 449-459, 2018

15) Schuster SJ, Bishop MR, Tam CS, et al : Tisagenlecleucel in adult relapsed or refractory diffuse large B-cell lymphoma. N Engl J Med **380** : 45-56, 2019

16) Turtle CJ, Hanafi LA, Berger C, et al : CD19 CAR-T cells of defined CD4$^+$: CD8$^+$ composition in adult B cell ALL patients. J Clin Invest **126** : 2123-2138, 2016

17) Lee DW, Santomasso BD, Locke FL, et al : ASTCT consensus grading for cytokine release syndrome and neurologic toxicity associated with immune effector cells. Biol Blood Marrow Transplant **25** : 625-638,2019

18) Kantarjian HM, DeAngelo DJ, Stelljes M, et al : Inotuzumab ozogamicin versus standard therapy for acute lymphoblastic leukemia. N Engl J Med **375** : 740-753, 2016

19) Fry TJ, Shah NN, Orentas RJ, et al : CD22-targeted CAR T cells induce remission in B-ALL that is naïve or resistant to CD19-targeted CAR immunotherapy. Nat Med **24** : 20-28, 2018

20) Cohen AD, Garfall AL, Stadtmauer EA, et al : B cell maturation antigen-specific CAR T cells are clinically active in multiple myeloma. J Clin Invest **129** : 2210-2221, 2019

21) Raje N, Berdeja J, Lin Y, et al : Anti-BCMA CAR T-cell therapy bb2121 in relapsed or refractory multiple myeloma. N Engl J Med **380** : 1726-1737, 2019

22) Xu J, Chen LJ, Yang SS, et al : Exploratory trial of a biepitopic CAR T-targeting B cell maturation antigen in relapsed/refractory multiple myeloma. Proc Natl Acad Sci U S A **116** : 9543-9551, 2019

23) Ali SA, Shi V, Maric I, et al : T cells expressing an anti-B-cell maturation antigen chimeric antigen receptor cause remissions of multiple myeloma. Blood **128** : 1688-1700, 2016

24) Hosen N, Matsunaga Y, Hasegawa K, et al : The activated conformation of integrin β_7 is a novel multiple myeloma-specific target for CAR T cell therapy. Nat Med **23** : 1436-1443, 2017

25) Frazao A, Rethacker L, Messaoudene M, et al : NKG2D/NKG2-ligand pathway offers new opportunities in cancer treatment. Front Immunol **10** : 661, 2019

26) Baumeister SH, Murad J, Werner L, et al : Phase I trial of autologous CAR T cells targeting NKG2D ligands in patients with AML/MDS and multiple myeloma. Cancer Immunol Res **7** : 100-112, 2019

27) Aigner M, Feulner J, Schaffer S, et al : T lymphocytes can be effectively recruited for *ex vivo and in vivo* lysis of AML blasts by a novel CD33/CD3-bispecific BiTE antibody construct. Leukemia **27** : 1107-1115, 2013

28) Kim MY, Yu KR, Kenderian SS, et al : Genetic inactivation of CD33 in hematopoietic stem cells to enable CAR T cell immunotherapy for acute myeloid leukemia. Cell **173** : 1439-1453, 2018

29) Trinchieri G : Interleukin-12 and the regulation of innate resistance and adaptive immunity. Nat Rev Immunol **3** : 133-146, 2003

30) Koneru M, O'Cearbhaill R, Pendharkar S, et al : A phase I clinical trial of adoptive T cell therapy using IL-12 secreting MUC-16(ecto) directed chimeric antigen receptors for recurrent ovarian cancer. J Transl Med **13** : 102, 2015

31) Elgueta R, Benson MJ, de Vries VC, et al : Molecular mechanism and function of CD40/CD40L engagement in the immune system. Immunol Rev **229** : 152-172, 2009

32) Kuhn NF, Purdon TJ, van Leeuwen DG, et al : CD40 ligand-modified chimeric antigen receptor T cells enhance antitumor function by eliciting an endogenous antitumor response. Cancer Cell **35** : 473-488.e6, 2019

33) Zhao Z, Condomines M, van der Stegen SJC, et al : Structural design of engineered costimulation determines tumor rejection kinetics and persistence of CAR T cells. Cancer Cell **28** : 415-428, 2015

34) Ruella M, Barrett DM, Kenderian SS, et al : Dual CD19 and CD123 targeting prevents antigen-loss relapses after CD19-directed immunotherapies. J Clin Invest **126** : 3814-3826, 2016

35) Hegde M, Mukherjee M, Grada Z, et al : Tandem CAR T cells targeting HER2 and IL13R α 2 mitigate tumor antigen escape. J Clin Invest **126** : 3036-3052, 2016

36) Schneider D, Xiong Y, Wu D, et al : A tandem CD19/CD20 CAR lentiviral vector drives on-target and off-target antigen modulation in leukemia cell lines. J Immunother Cancer **5** : 42, 2017

37) Lee L, Draper B, Chaplin N, et al : An APRIL-based chimeric antigen receptor for dual targeting of BCMA and TACI in multiple myeloma. Blood **131** : 746-758, 2018

38) Qasim W, Zhan H, Samarasinghe S, et al : Molecular remission of infant B-ALL after infusion of universal TALEN gene-edited CAR T cells. Sci Transl Med **9** (374), 2017

特集：血液学からみるがん免疫療法の新時代

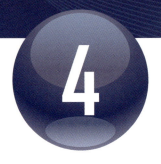

樹状細胞療法

土方　康基[1] Yasuki Hijikata
谷　憲三朗[2] Kenzaburo Tani

東京大学医科学研究所ALA先端医療学社会連携研究部門・同附属病院総合診療科 特任助教[1], 特任教授[2]

Summary

樹状細胞（dendritic cells：DCs）は1973年にRalph Steinmanらにより発見され，自然免疫反応の調整ならびに適応免疫誘導にきわめて重要な役割を果たしている最も強力な抗原提示細胞である。DCsは主要組織適合複合体と共役し，CD80などの細胞表面共刺激分子と会合して抗原をT細胞に提示する。DCsには形質細胞様DC、従来型DCならびに炎症性DCが同定されている。1995年ごろよりDCsを利用した悪性腫瘍に対する免疫細胞療法が数多く検討されてきており，安全性は高く一定の臨床効果も認められているものの，Sipuleucel-T以外には一般臨床への導入はまだなされていない。本項では，DCs療法の基礎および臨床についてわれわれの研究成果を含めた現状を紹介させていただく。

はじめに

樹状細胞（dendritic cells：DCs）は，自然免疫反応の調整ならびに適応免疫誘導にきわめて重要な役割を果たすことが1973年にRalph SteinmanならびにZanvil Cohnにより最初に報告された。それ以降，DCsはしばしば「自然のアジュバント」として引用され，ナイーブおよび記憶免疫反応を活性化できる最も強力な抗原提示細胞（antigen presenting cells：APCs）として認識されてきた。DCsは抗原を獲得，処理し，T細胞に提示する優れた能力を有しており，免疫活性化もしくはアナジーを決定する共刺激および共阻害分子を高レベルで発現している[1]。DCsの発見以来，多くの基礎および臨床試験が実施され，2011年にはこの重要な自然免疫細胞の発見に対して，Ralph Steinman博士にノーベル医学生理学賞が授与されたことは記憶に新しい。本項では，DCs療法開発において実施されてきた研究成果を紹介するとともに，われわれの研究についても紹介させていただく。

I　がんにおける樹状細胞サブセット

DCsは，T細胞性免疫を統合する鍵となるAPCsである。これらの細胞は骨髄造血前駆細胞由来で，のちに未成熟DCになる。抗原に曝露されると，これらの細胞は抗原を捕捉し新たなペプチドに処理する。DCsは主要組織適合複合体（major histocompatibility complex：MHC）と共役し，CD80などの細胞表面共刺激分子と会合して，抗原をT細胞に提示する。結果的にこれらの細胞は成熟し，所属リンパ節に移動する。この成熟と形質転換の間に，DCsはT

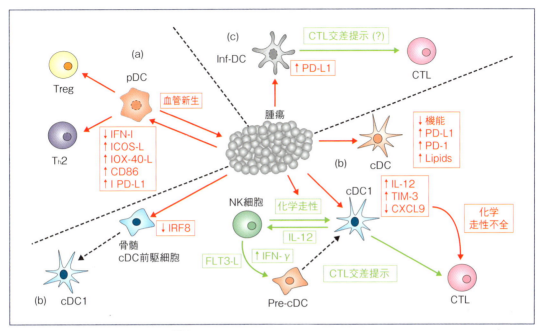

図1 腫瘍微小環境における DC の機能
pDC（a），cDC（b），ならびに inf-DC（c）サブセットが腫瘍微小環境に浸潤し，抗腫瘍免疫反応を誘導するかもしくは腫瘍形成を促進する。腫瘍はしばしば DC の発育，腫瘍浸潤ならびに機能を変化させる。抗腫瘍免疫を誘導する機構は緑，腫瘍形成を誘導する機構は赤字で示す。

（文献 3 より一部引用改変）

細胞活性化に関与する細胞表面共刺激分子，たとえば CD80，CD86，CD40，さらには C-C ケモカイン受容体 type 7（CCR7）などの化学走性受容体を発現する[2]。

DCs はマウスおよびヒトにおいて異なるサブタイプ［形質細胞様 DC（pDC），従来型 DC（cDC）ならびに炎症性 DC（inf-DC）］からなっている。

DC ファミリーは，特徴的な免疫機能をもつ DC 集団からなっている。がんにおいては腫瘍微小環境に異なる種類の DC が動員されており，抗腫瘍免疫増強に作用する一方，その作用を抑制することもある（図1）[3]。

■ **1. 形質細胞様樹状細胞**

共通 DC 前駆細胞は，pDCs と cDCs に分化する。cDC は腫瘍組織内に浸潤し，腫瘍抗原提示が腫瘍内で起こる。

pDC は，toll-like receptor（TLR）アゴニスト刺激により I 型インターフェロン〔interferon（IFN）-I；IFN-α/β〕を産生し，ウイルス感染に対する免疫を調整している。がんの場合には，pDC 由来の IFN-I は腫瘍と免疫細胞の両者に直接作用して抗腫瘍免疫を促進する。pDC は一連の炎症性サイトカイン，ケモカインを分泌し，APCs として作用するが，cDC よりは効率は低い。pDC による抗原提示は，免疫寛容ならびに T 細胞アナジーもしくは欠失を誘導することが広く知られている。これは pDC に interleukin-10（IL-10），腫瘍成長因子（transforming growth factor：TGF）-β ならびにインドールアミン 2, 3-ジオキシゲナーゼ（indoleamine 2, 3-dioxygenase：IDO）などの寛容誘導因子分泌能があるからである。さらに，pDC は誘導性 T 細胞共刺激リガンド（inducible T cell costimulatory ligand：

表 マウスおよびヒト樹状細胞サブセットの表現型と機能

	マウス DC サブセット		ヒト DC サブセット	
	表現型	機能	表現型	機能
pDC	CD45R, CD45RA, CD317	抗ウイルス免疫寛容誘導	CD123, CD303, CD304, CD45RA	抗ウイルス免疫寛容誘導
cDC1	CD8α or CD103, DEC205, Clec9A, XCR1	MHC Ⅰ 交差提示	CD141, DEC205, Clec9A, XCR1	MHC Ⅰ 交差提示, MHC Ⅱ 提示
cDC2	CD11b, Sirpα	MHC Ⅱ 提示	CD1c, CD1a (skin), CD103 (mucosa)	MHC Ⅰ 交差提示, MHC Ⅱ 提示
Inf-DC	F4/80, Ly6C, CD64, FcεR1	MHC Ⅰ 交差提示, MHC Ⅱ 提示	CD1c, CD1a, FcεR1, CD14, CD206	MHC Ⅰ 交差提示, Th17 誘導

（文献 3 より一部引用改変）

ICOS-L），OX40 リガンド（OX40-L）ならびに programmed cell death ligand 1（PD-L1）などのリガンドを発現することで，T 細胞上の阻害受容体を刺激し，T 細胞活性を阻害する。これまでの報告から，pDC 浸潤を認める腫瘍は予後不良であり，pDC の存在と腫瘍悪性度，臨床経過不良，短生存期間との間に強い関連があることが報告されている。

また，腫瘍から産生される TGF-β，プロスタグランジン E2（prostaglandin E2：PGE2），IL-10 等を介して，pDC の IFN-I 産生が抑制されることが報告されている。pDC より産生されるサイトカインやリガンドは，腫瘍形成プロセスで利用されている可能性が考えられている。さらに腫瘍微小環境において，pDCs は Foxp3+ 制御性 T 細胞を腫瘍内に拡散する。このプロセスは，pDCs による IFN-I 分泌の障害ならびに pDCs 上の高 ICOS-L 発現と関連している[2,3]。

2. 従来型樹状細胞

cDC は，マウスならびにヒトで cDC1（CD141+）と cDC2（CD1c+）の 2 サブセットに分類される（表）[3]。マウス cDC1 には，ほとんどの場合リンパ居住である CD8+ DC と組織居住で移動性の CD103+ DC があり，ヒト cDC1 は CD141+ DC として定義される。cDC1 は表面マーカー Clec9A と XCR1 を発現し，転写因子である basic leucine zipper ATF-Like transcription factor 3（BATF3），血球系特異的転写因子（interferon regulatory factor 8：IRF8），ID2 をその成長において必要としている。cDC2 は，ヒトにおいて CD1c+ DC として分類されており，成長においては転写因子 IRF4 ならびに Zinc finger E box binding homeobox 2（ZEB2）に依存している。cDC は最も強力な APCs であり，T 細胞介在性免疫反応を強力に誘導している。ヒトにおいては，マウスと比較して cDC サブセット間での抗原提示活性に解離はない。ヒト cDC1 は細胞関連抗原の交差提示に優れているものの，cDC1, cDC2 ともに可溶抗原を同程度に交差提示でき，MHC Ⅱ 提示および T 細胞プライミング能を同程度にもっている。ヒト Axl+ DC は，同種培養系において CD4+ ならびに CD8+ T 細胞を効果的に刺激できる細胞であるが，これらの DC により利用される抗原提示経路はまだ不明である。cDC サブセットはヒト腫

瘍中にも浸潤しているものの，腫瘍内免疫細胞全体としては非常に小集団である。患者のがん組織中のcDC1, cDC2が報告されているが，cDC1の存在やcDC1特異的IL-12発現は特に予後良好マーカーである。マウス研究から移動性CD103$^+$ cDC1により，腫瘍抗原は腫瘍からその腫瘍流入領域リンパ節に移送され，この移動にはホーミングケモカイン受容体であるCCR7の発現が必要である。いったんリンパ節に至ると，CD103$^+$ cDC1はナイーブCD8$^+$ T細胞を活性化し，腫瘍抗原は同時にリンパ節居住のCD8$^+$ cDC1とCD11b$^+$ cDC2に移送される。cDC1は腫瘍内での免疫反応を形成し，腫瘍関連cDC1はケモカイン受容体CXCR3を発現する腫瘍特異的細胞傷害性T細胞(cytotoxic T lymphocyte：CTL)の走化性因子として作用する腫瘍性CXCL10の主な発生源である。また，cDC1はNK (natural killer)細胞ともクロストークする。すなわち，腫瘍内NK細胞はケモカインXCL1ならびにCCL5を産生し，cDC1に発現するこれらの受容体を介して腫瘍内に蓄積される。また，NK細胞はFms-like tyrosine kinase 3 ligand (Flt3-L)を産生することで，cDC1の発育も促進する。一方で，腫瘍関連cDC1はNK細胞がIL-12依存性にIFN-γを産生し支持することでNK細胞を調節しており，NK細胞による腫瘍転移制御の際にも重要となる。

cDCは，腫瘍がもつ免疫抑制機構の標的であり，その発達，腫瘍へのアクセスならびに機能を損なわせる。たとえば，腫瘍由来G-CSF (granulocyte colony stimulating factor；顆粒球コロニー刺激因子)は骨髄における前駆細胞のIRF8発現を低下させることでcDC1分化を抑制する。また，腫瘍由来PGE2はNK細胞におけるケモカインXCL1ならびにCCL5の発現，ならびにそれらのcDC1上受容体である XCR1, CCR1ならびにCCR5の発現を抑制することでNK-cDC1化学走化軸を抑制する。またTGF-β, VEGF (vascular endothelial growth factor；血管内皮増殖因子), IL-10さらには高脂質含量もcDC1機能を抑制する。一方で，PD-1やTIM-3 (T-cell immunoglobulin and mucin-domain containing-3)といった阻害性免疫チェックポイント受容体もcDCに発現しており，T細胞刺激能を低下，CTL消耗をもたらす[2,3]。

■ 3. 炎症性樹状細胞

炎症性DC (Inf-DC)は単球由来DC (moDC)ともよばれ，定常状態の組織には認められず炎症，感染ならびにがん発症の際に単球から分化する。マウスにおいては，F4/80, Ly6C, CD64ならびにFcεR1などのマクロファージマーカーの発現が特徴である。ヒトinf-DCはDC研究に広範に用いられ，臨床においてワクチンに用いられてきた*in vitro*由来moDCと*in vivo*では同等の細胞であると考えられている。ヒトinf-DCは交差提示を行い，同種CD4$^+$ T細胞との共培養でTh17を強力に誘導する。腫瘍内inf-DCの役割は，まだ不明な点が多い。すなわち，inf-DCが腫瘍特異的CD8$^+$ T細胞免疫反応を促進するという報告と，一方でinf-DCの腫瘍形成作用を示す報告もある。たとえば，マウス肺がんモデルにおいて，腫瘍関連inf-DCがT細胞抑制活性をもつ反応性ラジカルである一酸化窒素を放出し，CD4$^+$, CD8$^+$ T細胞反応を活発に抑制した。さらに，悪性黒色腫に集簇したCD1c$^+$ CD14$^+$ inf-DC様細胞は同種T細胞には低反応性で，PD-L1を高発現しており，その阻害による抗腫瘍免疫の改善を認めた[2,3]。

以上のように，一般的にはがん治療における効率よい免疫療法は抗原をT細胞に提示するDCsの能力に依存している。DCsの不十分な

49

機能と抑制的な腫瘍微小環境ががん免疫療法の効果を限定する主要な因子である。

III 樹状細胞ワクチン開発の歴史[4]

最初のDCワクチンの臨床試験は1995年に報告された。ここでは転移性悪性黒色腫患者に対して，MAGE-1の9アミノ酸合成ペプチドでパルスした自家DCsを接種し，一部の接種局所および腫瘍部分でのCTLの誘導を認めた[5]。それ以後，多くの研究チームによりDCワクチン研究がなされてきた。Shadendorfらは，初めて腫瘍溶解物をDCsにパルスしたDCワクチンを転移性悪性黒色腫患者16名に接種し，各種抗腫瘍免疫反応を11名に，腫瘍縮小を5名に認めた[6]。CelluzziらはDCsと腫瘍細胞の共培養によってもCTLによる抗腫瘍効果が得られることを報告した[7]。また，腫瘍RNAやDNAを形質移入したDCsをがんワクチンとして用いた研究もなされ，これらのワクチンに免疫原性があることが示された[8,9]。2003年までに1,000人を超す患者に対する98件のDCワクチン臨床試験が15カ国において文献ならびに学会などで発表され，この約半数で臨床反応を認めた。しかし，重篤な有害事象は認められなかったことから，本法はがんに対する安全性の高いワクチン療法となりうるものと考えられた[10]。

Schadendorfらは，第IV期悪性黒色腫患者において，DCワクチン療法と標準療法（ダカルバジン）投与群間での全生存期間を比較する第III相無作為試験を初めて実施した。結果としては，DCワクチン療法の優位性を示すことはできなかったが，DCワクチン投与患者において，全身状態ならびにHLA型による生存率の差を認めたことから，対象患者を個別化することの重要性が示唆された[11]。また，DCワクチン効果を増強する目的で，組み換え腫瘍マンナンMUC1融合蛋白を用いて，MUC1発現進行性腺がん患者10人を対象とした臨床試験が実施された。9人の患者で強いIFN-γ Elispot反応を認め，2人の患者においては3年間以上安定状態が維持された[12]。Lapuleucel-Tは，末梢血単核球を組み換え融合蛋白BA7072［ヒト上皮成長因子受容体蛋白2（HER2）の細胞内・外領域と顆粒球マクロファージコロニー刺激因子（granulocyte macrophage colony-stimulating factor：GM-CSF）の融合蛋白］にて体外で活性化した自家細胞免疫療法であり，HER2/neu発現癌を対象とした2件の第I相臨床試験結果からワクチン特異的免疫反応の誘導を認めるとともに，臨床上長期の安定状態(stable disease：SD)を認めた[13,14]。Sipuleucel-T (Provenge)は米国FDA (Food and Drug Administration)が初めて承認したがん治療ワクチンであり，体外において自家PBMCsをPA2024とよばれる組み換え融合蛋白（組み換え前立腺酸性ホスファターゼとGM-CSFの融合蛋白）で活性化後に投与する[15]。いくつかの第III相臨床試験結果から，Sipuleucel-Tが進行性前立腺がん患者の全生存期間を改善することが示された[16]。

抗原への曝露を拡大し，MHC拘束性の問題を克服する目的で腫瘍抗原全体をDCsにパルスする検討も行われ，同種もしくは自家腫瘍細胞を用いた免疫療法を受けた患者のほうが，抗原を限定した治療を受けた患者より良好な臨床効果を認めたという報告がなされた[17]。また，2003年から2009年の間に行われた悪性黒色腫患者を対象とした第II相自家腫瘍溶解物パルス成熟DCsを用いたDCワクチン療法臨床試験結果から，臨床的有用性が示された[18]。これらの結果から，全腫瘍抗原でパルスしたDCワクチンはがん患者の臨床効果を改善することがわ

かった．

次世代DCワクチン療法に関する臨床試験も行われてきている．末梢血中に自然に循環している形質細胞様DCsや骨髄球性DCsを用いたほうが，より高い抗腫瘍効果を得られるという報告がなされてきており[19,20]，DCs細胞分画のどの分画がより高い抗腫瘍効果をもたらすかについて，今後検討がなされてくるものと考えられる．

従来がんワクチンとしてはいわゆる正常の細胞にも発現しているが，腫瘍細胞に過剰発現している腫瘍関連抗原(tumor-associated antigens：TAA)を標的としてきた(HER2，MART-1，MUC1，チロシナーゼ，MAGE，マンマグロビンA，NY-ESO-1など)．しかしほとんどの臨床試験結果では，標準療法と比較した場合に永続性のある結果は示されていない．一方で，ネオ抗原は体細胞DNA変異[非同義点突然変異，挿入－欠失(いわゆるindel)，遺伝子融合ならびに/もしくはフレームシフト変異]の結果発生する腫瘍特異的抗原である．ネオ抗原では，典型的にはMHCへの高予測結合親和性を有しており，正常の細胞にない蛋白配列を標的とし，胸腺での中枢性免疫寛容によるクローン消失を回避でき，高い有効性と安全性が期待できる．実際に，免疫チェックポイント阻害剤の有効性と腫瘍細胞における体細胞変異負荷との関連が示されている[21]．Carrenoらは，ネオ抗原パルスDCがネオ抗原特異的T細胞反応を誘導することを悪性黒色腫患者において初めて報告した[22]．

IV われわれが実施した樹状細胞療法臨床研究

九州大学病院において，われわれは悪性腫瘍患者を対象に2種類の免疫療法臨床試験を実施した．まず「進行性固形腫瘍における5種ペプチドがんワクチンとシクロホスファミド(CPA)投与第I相臨床試験」では，HLA-A2402を有する進行・転移・再発期の胃腸，肺癌もしくは子宮頸がん患者18名(うち9名が大腸癌)に対してHLA-A*24:02拘束性TAAエピトープペプチド5種(KOC1，TTK，URLC10，DEPDC1，MPHOSPH1)を週1回，4週間皮下投与した．この際，ワクチン投与4日前にCPAを3段階で漸増し投与し，grade 3以上の副作用なく安全に投与できた．末梢血リンパ球検査結果から，CPA投与後に制御性T細胞(Treg)数のベースライン下への減少と，TAA－特異的T細胞反応が長期生存と有意に関連して認められた．本第I相臨床試験結果から，ワクチン誘導T細胞反応による安全性と良好な免疫反応が示された．なお，最も良好な免疫反応を示した転移性食道がん患者は，治療開始よりすでに9年以上良好な状態で経過されている[23]．

一方で，われわれは「進行性固形腫瘍患者における低用量CPA併用RNF43ペプチド関連免疫細胞療法第I相臨床試験」を実施した．本臨床試験では，新規腫瘍関連抗原であるring finger protein 43 (RNF43)を標的とした．HLA-A*24:02もしくはA*02:01陽性で腫瘍細胞におけるRNF43発現の高い標準療法不応の10患者に対して，300 mg/m² CPA投与後に自家RNF43ペプチドパルスDCsと，DCsと共培養した自家リンパ球DAK (DC-activated killer lymphocyte)ならびに低量IL-2を投与した．Grade 3以上の有害事象はなく，10人中6人でSD，4人で進行状態を認めた．SDを示した患者において，2クール目後に部分奏効(partial response：PR)を認めた．SD患者ではCPA投与後にTreg数の有意な減少を認め，IFN-γ産生ならびに腫瘍反応性CD8⁺T細胞率の増加ならびに長期生存例も認めた．本試験では，同病院分子・細胞調製センターにおいて，GMP (good manufacturing practice)

51

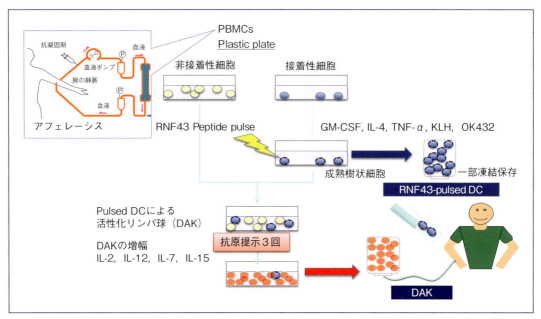

図2 RNF43 ペプチドパルス樹状細胞療法の概要
　患者由来 PBMC から樹状細胞を誘導し、これらのサイトカインなどで成熟させ RNF43 パルス樹状細胞を作成。一部は凍結保存し、その後患者に投与。一部はリンパ球と共培養して、RNF43 ペプチド特異的活性化リンパ球を誘導し、患者に投与。GMP 準拠の品質保証された細胞調製を実施した。

（文献 24 をもとに筆者作成）

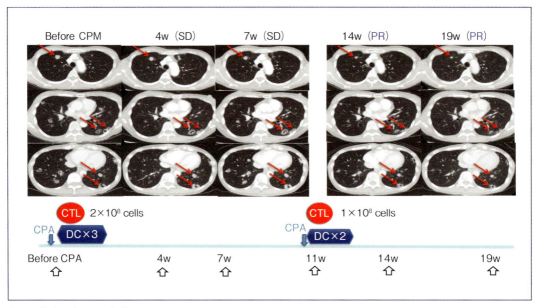

CPA：シクロホスファミド
図3 大腸癌患者における腫瘍病巣変化
　多発性病変すべてが縮小し治療終了後も効果が持続。一度腫瘍の辺縁がぼやけて（壁が肥厚）から縮小している。腫瘍周囲に炎症細胞が浸潤することによるものと考えられ、一過性に腫瘍が大きくみえるので進行していると誤って評価してしまう（偽性進行）。抗腫瘍効果が本療法終了後も持続した（矢印が反応した腫瘍）。

（文献 25 より引用）

に準拠してDCsならびにT細胞の培養・調製を行い，安全に投与できた（図2，3）[24,25]。

これまでの経験をもとに，現在われわれはネオ抗原パルスDC療法の臨床試験を計画している。

おわりに

DCsは免疫の司令塔として，抗腫瘍効果のみならず抗自己免疫効果などの生体内で多岐な機能を有していることが明らかにされている。これまでのDCs療法では，混在する細胞集団を体外などで増幅して臨床応用を図る手法をとっており，その有効性が不十分であった1つの理由であると考えられる。今後，DCsの生体における各種機能に応じた細胞表面マーカー，ならびにDCs賦活技術・薬剤がさらに明確にされることで，より安全で有効な新規DCs療法が開発されるものと期待される。

文献

1) Steinman RM：Decisions about dendritic cells：past, present, and future. Annu Rev Immunol **30**：1-22, 2012
2) Mohsenzadegan M, Peng RW, Roudi R：Dendritic cell/cytokine-induced killer cell-based immunotherapy in lung cancer：What we know and future landscape. J Cell Physiol doi: 10.1002/jcp.28977, 2019 [Epub ahead of print]
3) Wylie B, Macri C, Mintern JD, et al：Dendritic cells and cancer: from biology to therapeutic intervention. Cancers (Basel) 11(4). pii：E521. doi: 10.3390/cancers11040521, 2019
4) Song Q, Zhang CD, Wu XH：Therapeutic cancer vaccines：From initial findings to prospects. Immunol Lett **196**：11-21, 2018
5) Mukherji B, Chakraborty NG, Yamasaki S, et al：Induction of antigen-specific cytolytic T cells in situ in human melanoma by immunization with synthetic peptide-pulsed autologous antigen presenting cells. Proc Natl Acad Sci U S A **92**：8078-8082, 1995
6) Nestle FO, Alijagic S, Gilliet M, et al：Vaccination of melanoma patients with peptide- or tumor lysate-pulsed dendritic cells. Nat Med **4**：328-332, 1998
7) Celluzzi CM, Falo LD Jr：Physical interaction between dendritic cells and tumor cells results in an immunogen that induces protective and therapeutic tumor rejection. J Immunol **160**：3081-3085, 1998
8) Heiser A, Maurice MA, Yancey DR, et al：Human dendritic cells transfected with renal tumor RNA stimulate polyclonal T-cell responses against antigens expressed by primary and metastatic tumors. Cancer Res **61**：3388-3393, 2001
9) Condon C, Watkins SC, Celluzzi CM, et al：DNA-based immunization by in vivo transfection of dendritic cells. Nat Med **2**：1122-1128, 1996
10) Ridgway D：The first 1000 dendritic cell vaccinees. Cancer Invest **21**：873-886, 2003
11) Schadendorf D, Ugurel S, Schuler-Thurner B；DC study group of the DeCOG, et al：Dacarbazine (DTIC) versus vaccination with autologous peptide-pulsed dendritic cells (DC) in first-line treatment of patients with metastatic melanoma：a randomized phase III trial of the DC study group of the DeCOG. Ann Oncol **17**：563-570, 2006
12) Loveland BE, Zhao A, White S, et al：Mannan-MUC1-pulsed dendritic cell immunotherapy：a phase I trial in patients with adenocarcinoma. Clin Cancer Res **12**：869-877, 2006
13) Park JW, Melisko ME, Esserman LJ, et al：Treatment with autologous antigen-presenting cells activated with the HER-2 based antigen Lapuleucel-T：results of a phase I study in immunologic and clinical activity in HER-2 overexpressing breast cancer. J Clin Oncol **25**：3680-3687, 2007
14) Peethambaram PP, Melisko ME, Rinn KJ, et al：A phase I trial of immunotherapy with lapuleucel-T (APC8024) in patients with refractory metastatic tumors that express HER-2/neu. Clin Cancer Res **15**：5937-5944, 2009
15) Kantoff PW, Higano CS, Shore ND；IMPACT Study Investigators, et al：Sipuleucel-T immunotherapy for castration-resistant prostate cancer. N Engl J Med **363**：411-422, 2010
16) Cheever MA, Higano CS：PROVENGE (Sipuleucel-T) in prostate cancer：the first FDA-approved therapeutic cancer vaccine. Clin Cancer Res **17**：3520-3526, 2011
17) Neller MA, López JA, Schmidt CW：Antigens for cancer immunotherapy. Semin Immunol **20**：286-295, 2008
18) Ridolfi L, Petrini M, Fiammenghi L, et al：Unexpected high response rate to traditional therapy after dendritic cell-based vaccine in advanced melanoma：update of clinical outcome and subgroup analysis. Clin Dev Immunol 504979. doi: 10.1155/2010/504979, 2010
19) Tel J, Aarntzen EH, Baba T, et al：Natural human plasmacytoid dendritic cells induce antigen-specific T-cell responses in melanoma patients. Cancer Res **73**：1063-1075, 2013
20) Schreibelt G, Bol KF, Westdorp H, et al：Effective

clinical responses in metastatic melanoma patients after vaccination with primary myeloid dendritic cells. Clin Cancer Res **22**：2155-2166, 2016
21) Li L, Goedegebuure SP, Gillanders WE：Preclinical and clinical development of neoantigen vaccines. Ann Oncol **28** (suppl 12)：XII 11- XII 17, 2017
22) Carreno BM, Magrini V, Becker-Hapak M, et al：Cancer immunotherapy. A dendritic cell vaccine increases the breadth and diversity of melanoma neoantigen-specific T cells. Science **348**：803-808, 2015
23) Murahashi M, Hijikata Y, Yamada K, et al：Phase I clinical trial of a five-peptide cancer vaccine combined with cyclophosphamide in advanced solid tumors. Clin Immunol **166-167**：48-58, 2016
24) 国立循環器病研究センター循環器病情報サービス：では, アフェレーシスとは？（http://www.ncvc.go.jp/cvdinfo/pamphlet/blood/pamph59.html）
25) Hijikata Y, Okazaki T, Tanaka Y, et al：A phase I clinical trial of RNF43 peptide-related immune cell therapy combined with low-dose cyclophosphamide in patients with advanced solid tumors. PLoS One **13**(1)：e0187878. doi: 10.1371/journal.pone.0187878. eCollection 2018, 2018

総説

再生不良性貧血における エルトロンボパグ治療

山﨑 宏人 Hirohito Yamazaki
金沢大学附属病院輸血部 准教授

Summary

再生不良性貧血に対する新規薬剤として，トロンボポエチン受容体作動薬であるエルトロンボパグ（EPAG）が登場した。造血幹細胞に対する直接的な刺激を介して，ウマ胸腺細胞グロブリン＋シクロスポリンによる免疫抑制療法の補強，あるいは不応・再発例に対するサルベージ療法としての役割が期待されている。EPAG治療にあたっては，投与前には認めなかった新たな染色体異常の出現に注意が必要である。しかし，これがEPAGによる直接的な影響か否かはまだ明らかにはなっていない。また，EPAGの鉄キレート作用にも注意が必要である。

はじめに

本邦では，1995年にシクロスポリン（cyclosporine：CsA）とウマ抗胸腺細胞グロブリン（antithymocyte globulin：ATG, リンフォグロブリン®）が相次いで臨床に導入されて以降，CsAのマイクロエマルジョン化（ネオーラル®）やウサギATG（サイモグロブリン®）の保険適用はあったものの，重症再生不良性貧血（severe aplastic anemia：SAA）に対する新たな治療法の開発はなかった。しかし，2017年8月，実に22年ぶりの新規薬剤として，トロンボポエチン（thrombopoietin：TPO）受容体作動薬であるエルトロンボパグ（eltrombopag：EPAG, レボレード®）が保険適用を取得したことから，本邦における再生不良性貧血（aplastic anemia：AA）診療も，今後大きく進展することが期待されている。

本項では，EPAG登場後のAA診療の展開について，先行する欧米の治療成績を中心に概説する。

I 免疫抑制療法の限界

AAは，なんらかの原因で骨髄の造血幹細胞が減少し，最終的に汎血球減少をきたす「骨髄不全症」である。造血幹細胞自体の異常に起因する例もあるが，大部分の患者では，なんらかの免疫学的機序が関与していると考えられている。これには，interferon（IFN）-γやtumor necrosis factor（TNF）-αなどのサイトカインによる非特異的な造血抑制のほか，なんらかの抗原に反応して増殖したT細胞による正常造血幹細胞への

直接的な攻撃が想定されている。そのため，SAAに対する治療成績を向上させる戦略として，従来より免疫抑制の強化が図られてきた。

SAAに対するウマATG単独療法の奏効率は40〜50％程度であったが，CsAの併用により60〜70％まで向上した。そこで，ATG＋CsAにミコフェノール酸モフェチル(mycophenolate mofetil：MMF，セルセプト®)やシロリムス(sirolimus，ラパリムス®)などの免疫抑制薬をさらに追加する臨床試験が行われたが，いずれも治療成績の改善は得られなかった。また，ウマATGを，より免疫抑制効果の強いウサギATG(サイモグロブリン®)やアレムツズマブ(alemtuzumab，マブキャンパス®)に置き換えた臨床試験も行われたが，やはり，治療成績の向上は得られなかった。

II トロンボポエチン受容体作動薬の開発

TPOは，巨核球および血小板のTPO受容体であるc-MPLに結合することによって血小板産生を促す造血因子である。主に肝臓で産生され，その産生量は血小板数の変動に関係なく一定に保たれている。しかし，血漿中に遊離したTPOはc-MPLへの結合によって消費されるため，巨核球や血小板が減少しているAAでは増加している[1]。

一方，c-MPLは血小板・巨核球系細胞のみならず，造血幹細胞や他の系統の前駆細胞にも発現している。実際，MPL遺伝子に変異を有する遺伝性無巨核球性血小板減少症患者のなかには，血小板減少のみならず，多系統の血球減少をきたす例が報告されている。また，TPOはマウスの造血幹細胞を*in vitro*で増加させるという報告や，c-MPL欠損マウスやTPO欠損マウスでは造血幹細胞が減少しているという報告もある。

このような臨床的観察やマウスの実験結果から，血小板・巨核球系造血刺激因子として同定されたTPOには，未分化な造血幹細胞に作用して造血を促進させる作用もあることが示唆された。そこで，当初は遺伝子組み換え型TPOの開発が試みられたが，一部の投与例に中和抗体が産生され，それが患者自身の内因性TPOと結合し，かえって血小板造血を抑制してしまったため，TPO製剤の開発は中止された。

その後，中和抗体の産生を防ぐために，あえてTPOとの相同性を低くしたTPO受容体作動薬の研究が進められた。低分子の非ペプチド化合物であるEPAGもその1つで，内因性TPOの結合部位とは異なる，c-MPLの膜貫通ドメインに作用して受容体のシグナルを活性化させるため，TPOが高値であるAAにおいても，造血回復が得られるのではないかと期待された。

III 2nd lineとしてのエルトロンボパグ投与(図)[3〜5]

米国国立衛生研究所(National Institutes of Health：NIH)のグループは，この効果を期待して，治療抵抗性SAA患者に対するEPAG単独投与の臨床試験を実施した[2]。

18歳以上の成人SAA患者で，ウマあるいはウサギATG＋CsAによる免疫抑制療法を1回以上受けたが，治療抵抗性あるいは再発により血小板数が3万/μL未満の例を対象とした。EPAGは50 mg/日から開始し，2週間経過した時点で，血小板数が治療前より2万以上の増加が認められないか，血小板輸血から離脱できない場合は，2週間ごとに25 mgずつ最大150 mgまで増量する漸増方式が採用された。主要評価項目は，治療開始から12週間後の血液学的反応

と毒性とされた。副次評価項目として，治療前後の血漿 TPO 値，骨髄の細胞密度，形態学的特徴，染色体異常，線維化，テロメア長，末梢血の表面抗原が検討された。26 例が登録されたが，治療前に低形成性骨髄異形成症候群（myelodysplastic syndromes：MDS）であることが判明した 1 例を除く 25 例に EPAG が投与された。

12 週の時点で，44％（11/25）に 1 系統以上の造血回復が得られた。興味深いことに，反応した 11 例のうち 9 例はすでに 12 週の時点で，血小板数が増加していた。EPAG が投与された 25 例のいずれも血小板輸血を必要としていたが，これら 9 例は血小板輸血から離脱できた。反応した 11 例のうち，7 例ではその後も EPAG が継続された（8〜32 カ月，中央値 16 カ月）。治療後早期より貧血の改善や白血球数の増加を伴っていた例もあるが，ほとんどの例では治療を継続するプロセスで血小板以外の系統も増加してきた。反応した 11 例のうち，8 例は中央値 10 カ月で再発もなく良好な造血を維持していた。最終的に，血小板数増加は 36％（9/25）でみられ，反応例における血小板増加の中央値は 44,000/μL であった。一方，貧血・好中球減少の改善はそれぞれ 24％（6/25），36％（9/25）で認められ，増加の中央値はそれぞれ 4.4 g/dL，1,350/μL であった。8 カ月以上投与されている反応例では，4 例中 3 例が骨髄の細胞密度も回復していた。

反応が得られなかった患者のうち，2 名に monosomy 7 の染色体異常が出現した。反応があった例からは MDS への移行は認めなかった。c-MPL を刺激する EPAG の投与は，巨核球増加を介した骨髄の線維化を招く可能性があるが，今回の臨床試験では延長試験に参加した症例も含めて，骨髄の線維化は 1 例も認めなかった。

反応予測因子について検討したところ，治療前の網状赤血球数と未成熟血小板数の減少がみられないことのみが有意な因子であった。AA では TPO が高値であることが知られているが，EPAG 投与後もその値には変化がなかった。また，テロメアの長さ，制御性 T 細胞（regulatory T cell：Treg）の比率，T 細胞サブセットの構成なども治療前後で変化はなく，有効例と無効例との間にも差はなかった。

この報告は，世界中で驚きをもって受け止められた。なぜならば，内因性 TPO が高値である AA 患者では，TPO 受容体作動薬の効果は得られないはずであると考えられていたにもかかわらず，免疫抑制療法に不応で，何年にも渡って輸血依存であった例が輸血から離脱できたからである。

その後，EPAG の長期的な効果をみるために，新たに 18 例を加えた計 43 例による延長試験が実施された[3]。16 週の時点で 17 例（40％）に 1 系統以上の造血回復が得られ，この時点では 1 例のみであったが，最終的に計 7 例（16％）に 3 系統の造血回復が得られた。さらに，8 週間以上に渡って治療効果が持続した 5 例で，EPAG を減量・中止したところ，いずれも造血を維持し，骨髄の細胞密度も正常化した。

前述の報告と一部重複するが，経過中 8 例（18％）に染色体異常が出現した。EPAG が奏効した 2 例には 13q- が検出され，無効であった 6 例では monosomy 7 が 4 例，der(1;7) が 1 例，trisomy 8 が 1 例に検出された。有効例で認められた 13q- は，もともと免疫抑制療法が奏効しやすい染色体異常と報告されており，必ずしも予後不良とはいえない。一方，顆粒球コロニー形成刺激因子（granulocyte colony stimulating factor：G-CSF）の長期投与時にも出現する 7 番関連の染色体異常には注意が必要である。

その他，肝障害などの副作用が報告されたが，

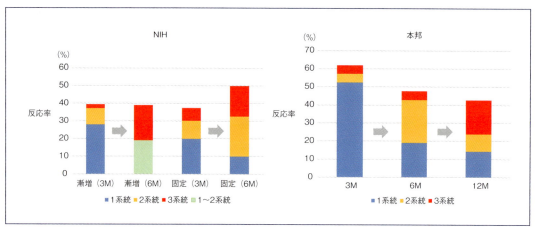

図　2nd line で投与されたエルトロンボパグの治療成績

（文献3～5をもとに著者作成）

いずれも治療継続が困難なものはなく，一時的な減量や休薬によって改善した。

　NIHの報告を踏まえて，本邦でも「ATGに治療抵抗性又は再発，もしくはATG治療が受けられない再生不良性貧血患者を対象とした国内第Ⅱ/Ⅲ相試験」が行われた[4]。EPAG投与6カ月後の時点で，1系統以上の反応がみられたのは48％（10/21），12カ月の時点では，3系統の造血回復が得られた4例（19％）を含む9例（42.9％）が効果を維持していた。なお，本邦における2nd line の投与量の上限は100 mgであることに注意する。

　NIHでは，EPAGを継続することによって，ゆっくりと造血が回復してくる例が見受けられたことから，12週後の時点で反応がなくても，monosomy 7 等の予後不良を示唆する染色体異常が新たに検出されない限り，EPAGの投与を24週間継続し，効果判定を行う新しい臨床試験がNIHで実施された[5]。これまでの試験では，いずれも150 mgの高用量に達してから反応する例が多かったため，本試験では投与量が150 mgに固定された。その結果，本試験では40例中20例（50％）に奏効が得られ，そのうちの5例（25％）は12週の時点では反応がなかった患者であった。

　一方，先行の試験に登録した症例も含めた計83例中16例（19％）に clonal evolution がみられ，MDS/AML（acute myelogenous leukemia；急性骨髄性白血病）に移行した1例を除いた15例には，治療前には認められなかった新たな染色体異常が出現した。このうち，7例に7番染色体の異常が検出されたが，7例中6例はEPAG不応例であり，7例中6例は投与開始6カ月以内の比較的早期に検出された。一方，7番以外の染色体異常は，その後に消失してしまうことが多く，必ずしもEPAG中止の必要性がないことが示された。さらに，遺伝子変異の獲得と染色体異常の出現とは関連性を見い出せず，遺伝子変異のモニタリングはクローン性獲得の予測にはつながらなかった。

　なお，従来の免疫抑制療法時の反応性予測マーカーはいずれも有効ではなく，唯一，治療前の網状赤血球数が保たれていることのみが，好反応の予測因子であった。

　最近，フランスから興味深い報告があった[6]。高齢等の理由でATG治療歴がない11例（cohort

A)と，1～3回のATG治療歴がある35例(cohort B)の2群が後方視的に検討された。cohort Bは治療抵抗例が70％，再発例が30％を占めた。なんらかの血液学的反応が得られた割合は，A群で64％，B群で74％，3系統ともに反応が得られたのはA群で27％，B群で34％であった。この報告で興味深いのは，ATGの前治療歴がない例では，EPAGに対する治療効果の立ち上がりが遅いことである。B群では，治療開始後1カ月で36％が輸血から離脱し，最終的には49％に達した。一方，A群では11例中5例にCsA投与が継続されていたが，治療開始から3カ月間は輸血離脱例がなく，Hb値や血小板数の回復もB群に比べてゆっくりであった。しかし，ATG治療歴がない例であっても，64％でなんらかの反応が得られたことから，高齢等の理由でATGが投与できない例に対しては，EPAG投与が推奨されるとしている。この結果を参考に提案されたフランスの治療指針では，ATG治療歴がない場合は反応が得られるまでに時間を要するので，治療効果の判定を6カ月後とし，反応がない場合は9カ月までEPAGを継続すべきとしている。

IV　1st lineとしてのエルトロンボパグ併用

NIHから，92例の未治療SAA患者に対して，ウマATG＋CsAにEPAGを併用した臨床試験の結果が発表された[7]。EPAGを併用する期間の違いによって，①ウマATG（ATGAM®）療法後day 14から6カ月（30例），②day 14から3カ月（31例），③day 1から6カ月まで（31例）の3つのcohortに分けられ，6カ月時点での血液学的反応が検討された。それぞれのcohortにおける総反応率は80％，87％，94％，完全反応率は33％，26％，58％ときわめて良好であり，従来のATG＋CsA療法に比べて，治療成績は明らかに優れていた。

一方，MD Anderson Cancer Center（米国）が報告したATG＋CsA＋EPAGとATG＋CsAとの比較試験では，全反応率（EPAG併用 vs. 免疫抑制療法のみ＝76％ vs. 71％，$p = 0.72$），完全寛解率（38％ vs. 29％，$p = 0.73$），反応までの期間の中央値（84日間 vs. 57日間，$p = 0.30$），2年全生存率（82％ vs. 91％，$p = 0.82$）のいずれも有意差がなかった[8]。しかし，本試験ではEPAGの開始時期が統一されておらず，数カ月経過をみてから開始されている例も多かった。また，治療開始前の好中球数や網赤血球数がEPAG併用群で有意に少なかったことから，EPAG併用群では反応する残存造血幹細胞が少なかったにもかかわらず，同等の治療成績が得られた可能性がある。

こうした結果を踏まえて，本邦でもATG＋CsAによる免疫抑制療法時のEPAG併用による治療成績の向上が期待されている。しかし，適応症例の選択には注意が必要である。NIHからの報告では，治療開始後2年の時点で5例のmonosomy 7を含む7例（8％）に新たな染色体異常が出現した[7]。これはEPAGを併用しない過去のATG＋CsA療法後の出現率と同程度であったものの，EPAG併用群はヒストリカルコントロールに比べ観察期間が短いので，さらに慎重な経過観察が必要である。免疫抑制療法後のクローン性疾患併発がEPAGによって助長されるか否かはいまだ明らかではないため，若年患者に対するEPAGの適用は慎重に判断すべきと思われる。

海外では，SAAに対してATGを併用しないCsA＋EPAGの臨床試験が動いている。欧州では，すでに実臨床においても，中等症例を中心に第

一選択として EPAG 単独あるいは EPAG＋CsA 療法が実施されており，50％程度の奏効率が得られたと報告されている[9]。また，SAA 患者に対して EPAG＋CsA＋G-CSF を投与したところ，7例中3例で完全な血液学的反応が得られたという中国からの報告もある[10]。

V　エルトロンボパグの作用機序

AA 患者では，TPO 高値が知られている[1]。これは，骨髄の巨核球が減少し，血小板産生が低下する negative feedback の結果と考えられている。したがって，TPO 高値の AA 患者に TPO 受容体作動薬である EPAG を投与しても，造血回復は得られないであろうと当初は考えられていた。しかし，治療抵抗例のみならず，新規発症例においても EPAG の造血促進効果が臨床的に実証された。ただ，そのメカニズムはいまだ明らかになっていない。

まず，考えられたのは，内因性 TPO と EPAG との c-MPL への結合部位の違いである。内因性の TPO は c-Mpl の細胞外領域に結合するが，EPAG は c-Mpl の細胞膜貫通領域に作用すると考えられている[11]。しかし，最近，治療抵抗性の AA に適用が追加された別の TPO 受容体作動薬であるロミプロスチム（romiplostim, ロミプレート®）は，内因性 TPO と同様，細胞外領域に結合するため，作用部位の違いだけでは説明がつかない。

一方，EPAG には，Treg を増加させる[12]，抑制性サイトカインである TGF（transforming growth factor）-β の分泌を促す，樹状細胞の分化を障害する，IFN-γ や TNF-α などの炎症性サイトカインの産生を減少させる，などの免疫調節効果（immunomodulatory effect）も報告されている[13～15]。これらはいずれも，特発性血小板減少性紫斑病患者を対象として検討されたものであるが，たとえば，AA は健常人に比べ Treg が減少しており，ATG＋CsA による免疫抑制療法奏効例では，Treg が回復することが報告されており[16]，EPAG が Treg を増加させることが造血回復に関与している可能性がある。

最近，NIH の Alvarado らが，EPAG の作用機序に関して興味深い報告をした[17]。彼らによれば，内因性 TPO は IFN-γ とヘテロ二量体を形成するために c-MPL に結合できなくなり，造血幹細胞に対する TPO シグナル伝達が阻害される。一方，EPAG は IFN-γ の影響を受けずにそのまま c-MPL と結合できるため，造血回復をもたらすことができるという。

さらに，EPAG には強い鉄キレート効果があることも注目されている[18,19]。EPAG 奏効例では，フェリチン値の低下をしばしば経験するが，輸血後鉄過剰状態の AA 患者に鉄キレート剤を投与して除鉄を図ると，造血も改善したという報告があるので[20]，この鉄キレート効果も造血回復の一部に関与しているかもしれない。

おわりに

未治療例に対する EPAG 併用については，まだ，明らかにされていない課題が多い。ウサギ ATG でもウマ ATG と同様の好成績が得られるのか，ATG＋シクロスポリンによる免疫抑制療法を実施する際，どのような例に EPAG を併用すればよいのか，また，遺伝子変異によるクローン性獲得は EPAG の影響を受けるのか，今後，さらなる検討が望まれる。

文献

1) Schrezenmeier H, Griesshammer M, Hornkohl A, et al：Thrombopoietin serum levels in patients with aplastic anaemia：correlation with platelet count and persistent elevation in remission. Br J Haematol **100**：571-576, 1998

2) Olnes MJ, Scheinberg P, Calvo KR, et al：Eltrombopag and improved hematopoiesis in refractory aplastic anemia. N Engl J Med **367**：11-19, 2012

3) Desmond R, Townsley DM, Dumitriu B, et al：Eltrombopag restores trilineage hematopoiesis in refractory severe aplastic anemia that can be sustained on discontinuation of drug. Blood **123**：1818-1825, 2014

4) Yamazaki H, Ohta K, Iida H, et al：Hematologic recovery induced by eltrombopag in Japanese patients with aplastic anemia refractory or intolerant to immunosuppressive therapy. Int J Hematol **10**：187-196, 2019

5) Winkler T, Fan X, Cooper J, et al：Treatment optimization and genomic outcomes in refractory severe aplastic anemia treated with eltrombopag. Blood **133**：2575-2585, 2019

6) Lengline E, Drenou B, Peterlin P, et al：Nationwide survey on the use of eltrombopag in patients with severe aplastic anemia：a report on behalf of the French Reference Center for Aplastic Anemia. Haematologica **103**：212-220, 2018

7) Townsley DM, Scheinberg P, Winkler T, et al：Eltrombopag added to standard immunosuppression for aplastic anemia. N Engl J Med **376**：1540-1550, 2017

8) Assi R, Garcia-Manero G, Ravandi F, et al：Addition of eltrombopag to immunosuppressive therapy in patients with newly diagnosed aplastic anemia. Cancer **124**：4192-4201, 2018

9) Ecsedi M, Lengline É, Knol-Bout C；EBMT SAA Working Party, et al：Use of eltrombopag in aplastic anemia in Europe. Ann Hematol **98**：1341-1350, 2019

10) Wu B, Cai J, Yingshi Li, et al：Eltrombopag combined with G-CSF and cyclosporine could effect for severe acquired aplastic anemia. Blood **132**：5110, 2018

11) Kuter DJ：New thrombopoietic growth factors. Blood **109**：4607-4616, 2007

12) Bao W, Bussel JB, Heck S, et al：Improved regulatory T-cell activity in patients with chronic immune thrombocytopenia treated with thrombopoietic agents. Blood **116**：4639-4645, 2010

13) Nishimoto T, Numajiri M, Nakazaki H, et al：Induction of immune tolerance to platelet antigen by short-term thrombopoietin treatment in a mouse model of immune thrombocytopenia. Int J Hematol **100**：341-344, 2014

14) Wan YY, Flavell RA：'Yin–Yang' functions of transforming growth factor-β and T regulatory cells in immune regulation. Immunol Rev **220**：199-213, 2007

15) Schifferli A, Kühne T：Thrombopoietin receptor agonists：a new immune modulatory strategy in immune thrombocytopenia? Semin Hematol **53** (Suppl 1)：S31-S34, 2016

16) Kordasti S, Marsh J, Al-Khan S, et al：Functional characterization of CD4+ T cells in aplastic anemia. Blood **119**：2033-2043, 2012

17) Alvarado LJ, Huntsman HD, Cheng H, et al：Eltrombopag maintains human hematopoietic stem and progenitor cells under inflammatory conditions mediated by IFN-γ. Blood **133**：2043-2055, 2019

18) Vlachodimitropoulou E, Chen YL, Garbowski M, et al：Eltrombopag：a powerful chelator of cellular or extracellular iron (Ⅲ) alone or combined with a second chelator. Blood **130**：1923-1933, 2017

19) Zhao Z, Sun Q, Sokoll LJ, et al：Eltrombopag mobilizes iron in patients with aplastic anemia. Blood **131**：2399-2402, 2018

20) Lee JW, Yoon SS, Shen ZX, et al：Hematologic responses in patients with aplastic anemia treated with deferasirox: a post hoc analysis from the EPIC study. Haematologica **98**：1045-1048, 2013

総説

CD5陽性びまん性大細胞型B細胞リンパ腫

山口 素子 Motoko Yamaguchi
三重大学医学部附属病院血液内科 講師

Summary

びまん性大細胞型B細胞リンパ腫(diffuse large B-cell lymphoma：DLBCL)では，約10％がCD5陽性であり，CD5陽性DLBCLは高齢者に多く，B症状，高LDH血症，performance status不良，進行期，節外病変数1以上の頻度が高いなど多くの特徴を示す。約80％以上が活性化B細胞型DLBCLに分類され，*MYD88*および*CD79B*変異の頻度は30％程度である。R-CHOP療法の効果は不十分であり，中枢神経系浸潤が多発する。2012年から対象世界初の臨床試験が初発Ⅱ-Ⅳ期患者を対象としてわが国内で進行中である。試験治療はDA-EPOCH-Rと大量メトトレキサートを組み合わせた治療法であり，2年無増悪生存割合79％と優れた有効性が2018年に公表された。

はじめに

びまん性大細胞型B細胞リンパ腫(diffuse large B-cell lymphoma：DLBCL)は，悪性リンパ腫の約30～40％を占める最大病型であり，病理組織・臨床病態・遺伝子学的に不均一な疾患の集団である。CD5抗原は67kDaの糖蛋白で，ヒト正常T細胞および一部のB細胞に発現する。成熟B細胞腫瘍では，慢性リンパ性白血病(chronic lymphocytic leukemia：CLL)およびマントル細胞リンパ腫(mantle cell lymphoma：MCL)のほとんどの症例でCD5陽性である。その一方で，濾胞性リンパ腫，辺縁帯B細胞リンパ腫やバーキット(Burkitt)リンパ腫でも陽性例が知られている。DLBCLでは約10％がCD5陽性であり，その特徴的な分子・臨床病態が洋の東西から報告され，現在CD5陽性DLBCLを対象とした臨床試験が進行中である。本項ではCD5陽性DLBCLに関するこれまでの知見をまとめて解説する。

Ⅰ CD5陽性DLBCLの疾患概念の変遷

DLBCLでは，CLLなどの低悪性度B細胞腫瘍の経過中に発生するDLBCL(Richter症候群)がCD5陽性であり，*de novo* DLBCLでもCD5陽性例が存在することは古くから知られていた。1995年，米国のMatolcsyらは，*de novo* CD5陽性DLBCLがRichter症候群関連のCD5陽性DLBCLとは異なる遺伝子所見を呈することを報告した[1]。その後，わが国を中心として数多くの

後方視的研究が行われ，WHO血液腫瘍分類（2001）ではDLBCLの項において，*de novo* CD5陽性DLBCLはMCLと異なり免疫組織化学でcyclin D1が腫瘍細胞の核に陽性とならないこと，t(11;14)が検出されないことが本文中で言及された。

続く2008年版では，CD5陽性DLBCLがDLBCL, not otherwise specified（NOS）のimmunohistochemical subgroupの1つとして収載され，"*de novo*"は削除されている。CD5陽性DLBCLは，あくまでDLBCL, NOSの1型として認識されたため，CD5陽性の原発性中枢神経系（central nervous system：CNS）DLBCL, Epstein-Barr virus（EBV）陽性DLBCL, 血管内大細胞型B細胞リンパ腫（intravascular large B-cell lymphoma：IVLBCL）は，2008年版以降は除外されることになった。DLBCLのサブタイプのうち，原発性縦隔DLBCLおよびEBV DLBCLは通常CD5陰性であるのに対して，原発性CNS DLBCL, IVLBCLでは30～40％がCD5陽性である。以上の理由から，2008年版以前の研究で対象とされたCD5陽性DLBCLは，現在よりさらに不均一な疾患群であることに留意する必要がある。

2017年版では，DLBCLのimmunohistochemical subgroup自体が廃止され，CD5陽性DLBCLは本文中で2008年版と同様に定義されている。このなかでCD5陽性DLBCLは，blastoid MCLとはcyclin D1陰性SOX11陰性で鑑別可能であり，まれにcyclin D1陽性のことがあるが，CD5陽性DLBCLではMCLほど強く均一に陽性とはならないとされている。

De novo DLBCLの経過中に，CD5が陽性化する場合がある。このような二次性CD5陽性DLBCLは，Maeshimaらの検討によるとDLBCLの1.7％（9/529）を占めている[2]。9例中5例では，DLBCLの経過中にCD5が陽性化し，3例はCD5陰性低悪性度B細胞リンパ腫の組織学的進展例であり，残る1例はCD5陽性DLBCLとCD5陽性濾胞性リンパ腫の混在例であった。9例中4例で腫瘍クローンの同一性が証明されており，CD5発現がB細胞リンパ腫の進展に密接に関連している可能性が示唆された。以後，本項はprimary例に焦点を絞って解説する。

II　疫学

De novo DLBCL 100例以上を対象として，CD5発現を検討した複数の研究結果から，DLBCLにおけるCD5陽性割合は約5～10％と推定され，全悪性リンパ腫の3％程度を占めていることとなる。東アジア，特にわが国からの報告が多い。パラフィン材料での免疫組織化学で使用可能なCD5抗体の導入が1997年ごろであったのに対して，わが国ではflow cytometryなどによるマーカー解析が1990年代から日常診療に取り入れられ，保険償還されていたことが，その主な理由と考えられる。近年では，東アジアなどでの開発途上国からの報告が相次いでおり，これは診断が容易であるためと思われるが，一方で発生率に地域・民族間差が存在する可能性も残っている。

III　診断時病態

わが国からは，2002年に最初の多施設共同研究［CD5+ DLBCL Project（2000～2001）[3]］の成果が報告された。次いでWHO血液腫瘍分類の改訂に伴いIVLBCLを除外し，詳細な病理組織学的検討を行ったCD5+ DLBCL Histology Project（2002, 2007）[4], リツキシマブ導入の予後への影響を主に解析したCD5+ DLBCL in the R-era Project（2008～2009）[5]の成果が公開されている。表に国内多施設共同研究[5], 国際共同研究[6],

表　CD5陽性DLBCLの診断時臨床病態

	国内多施設共同研究 (%, n＝337)[5]	国際共同研究 (%, n＝31)[6]	米国9施設共同研究 (n＝102)[7]
年齢＞60歳	69	77*	中央値（62歳）
女性	48	45	44％
進行期	62	68	73％
B症状あり	34	54*	37％
血清LDH＞正常域	71	68	57％
節外病変数＞1	26	23	—
PS＞1	29	39*	24％
骨髄浸潤あり	25	42*	28％
CNS再発率	13（2年）	8*	—

＊：$p < 0.05$（CD5陽性DLBCL vs. CD5陰性DLBCL）

（筆者作成）

米国9施設の共同研究[7]で報告された診断時臨床病態を示した。欧米からの2つの研究は，対象患者がDLBCL, NOSであることを厳密に評価している。わが国の研究はEBER検索率が低かったものの，IVLBCLと原発性CNS DLBCLは除外されている。

治療前病態は，3者間で概ね同じである。CD5陽性DLBCLはCD5陰性DLBCLと比較して，高齢者に多く，B症状，高LDH血症，performance status（PS）＞1，進行期，節外病変数1以上の頻度が高いのが特徴である。当初は女性に多いとされたが[3]，近年の報告では性差は明らかでない。60～70％が進行期であり，約半数がInternational Prognostic Index（IPI）のhighまたはhigh-intermediate risk groupに分類される。

初診時病変部位で最も頻度が高いのは骨髄であり（約40％），CD5陰性例と比較して有意に多い。リンパ節腫脹は目立たない一方で，肝，脾，肺，皮膚，胃，乳房など多彩な節外病変を複数伴うことも経験される。皮膚原発例も知られており，CD5陽性DLBCL全体の約5％が皮膚原発例である。骨髄・肝・脾を主体とする1群も知られている。これらに対して，消化管浸潤は低率である[3]。初発時にCNS病変を有する例は多くない。一方で，原発性CNS DLBCLの約30％がCD5陽性である。後述するように，CD5陽性DLBCLでは，経過中にCNS浸潤をきたす例が通常のDLBCLより多い。

CD5陽性DLBCLでの自己免疫疾患の合併率は明らかでないが，多い印象がある。早期109例の研究では，2例が関節リウマチ，1例で原発性胆汁性肝硬変，1例は関節リウマチとシェーグレン症候群の合併例であった[3]。

IV　病理組織所見

CD5陽性DLBCLでは，反応性濾胞のマントル層を残しながら外側に浸潤する所見（interfollicular pattern），血管内または類洞内への浸潤を認める例がある[4]。特に後者は約40％の症例でみられ，IVLBCLの約40％がCD5陽

性であることから[8]、腫瘍形成が明瞭ではない例の場合、IVLBCLとの鑑別が問題となる。リツキシマブ導入以前の検討では、予後は血管内/類洞内浸潤のないCD5陽性DLBCL、血管内/類洞内浸潤のあるCD5陽性DLBCL、CD5陽性IVLBCLの順により不良であった[8]。

わが国の早期の研究[4]では、CD5陽性DLBCLは腫瘍細胞の形態学的特徴により、common（centroblastic）、giant cell-rich、polymorphic、immunoblasticの4つのmorphologic variantに分別され、各々全体の76％、11％、12％、1％を占めていた。Common variantとよばれるcentroblastの単調な増殖を特徴とする群の全生存期間（overall survival：OS）がそれ以外と比較して良好であった。Common variantでは、snowman-like cells（雪だるま様細胞）と表現される二核様の細胞がしばしば観察された。Immunoblastの単調な増殖で定義されるimmunoblastic variantはこの研究では1％であったが、当時のドイツの研究[9]では十数％がこれに相当していた。Richter症候群関連DLBCLでは、immunoblasticな形態を示すとの報告があり、欧州ではわが国よりCLLの発症率が高いことが知られているが、関連は不明である。

V 免疫表現型

CD5は、免疫組織化学では67％の例で80％超の腫瘍細胞が陽性であり、胚中心B細胞型（germinal center B-cell type：GCB）DLBCLより活性化B細胞型（activated B-cell type：ABC）DLBCLで、CD5陽性腫瘍細胞割合が高いという報告がある[6]。免疫組織化学でのCD5の染色強度は、正常T細胞よりもしばしば弱く[3]、注意を要する。

CD5陽性DLBCLの典型的表面マーカーは、CD5+、CD10−、CD19+、CD20+、CD21−、CD23−、表面免疫グロブリン（immunoglobulin：Ig）M-κである[3]。定義上cyclin D1は陰性である。

Hansらの方法によるDLBCLの免疫組織化学サブグルーピングでは、CD5陽性DLBCLはCD10−、BCL6−、MUM1+であることが最も多く、non-germinal center B-cell-like（non-GCB）DLBCLが約70％を占める[6,7]。BCL2蛋白の発現割合は、CD5陰性DLBCLと比較して有意に高く、90％の患者がBCL2陽性である[4,6]。その他、CD5陽性DLBCLではpSTAT3[7]、cyclin D2[10]の陽性割合がCD5陰性例より有意に高く、逆にGCET、CD10、CD30、SSBP2（single-stranded DNA binding protein 2）の陽性割合が有意に低い[6]。

VI 染色体異常

t(11;14)(q13;q32)やt(14;18)(q32;q21)は認められず、単一で疾患を規定するような染色体異常は同定されていない[9,11,12]。WHO血液腫瘍分類（2001）に基づき診断された23例での検討では、8p21、11q13、3q27が主な切断点であり、8p21異常を有する症例の予後が不良であった[11]。2008年版に基づく診断の12例では、頻度の高い切断点として、1p13、3q27、6q13、7q32、14q32、18q21、19q13があり、臨床所見との関連はみられなかった[12]。

VII 遺伝子発現プロファイル

CD5陽性は遺伝子発現プロファイルにより、約80％以上の症例がABC DLBCLに分類される[6,13]。Suguroらは、22例のCD5+ DLBCLを含むDLBCL 48例で解析を行い、CD5陽性DLBCLを同定可能な遺伝子セットで規定されるCD5+ type DLBCLが、ABC DLBCLのなか

で特に予後不良であることを明らかにした[14]。

　報告者によって異なるが，CD5陽性DLBCLを特徴づける遺伝子セットにはB細胞受容体シグナル伝達経路，細胞周期，神経系に関係する遺伝子が多く含まれる。MiyazakiらはABC DLBCLのgolden standard遺伝子の1つである*SH3BP5*が最もCD5陽性DLBCLを特徴づける遺伝子であり，神経関連遺伝子が多く含まれていることを示した[13]。その後の検討で*SH3BP5*は，DLBCLではCD5陽性例で有意に高率に発現していることが免疫組織化学で確認されている。前述の国際共同研究では，27例のCD5陽性例を含むDLBCL 488例を対象として遺伝子発現プロファイリングが行われ，B細胞受容体シグナル伝達経路および微小環境関連遺伝子の異常を指摘している[6]。

Ⅷ　遺伝子異常

　通常のDLBCLと同様に，CD5陽性DLBCLではIg遺伝子可変領域にongoingでない体細胞突然変異を認める症例が多く，MCLとは異なっている[15]。

　CD5陽性DLBCLに焦点をあてた全ゲノムないし全エクソン解析の報告はない。ABC DLBCLを特徴づける遺伝子変異のうち，*MYD88*(L265P)，*CD79B/A*，*CARD11*についてCD5陽性DLBCL 40例（90％がABC/non-GCB DLBCLと確定）でSanger法により解析した研究によると，CD5陽性DLBCLでの*MYD88*および*CD79B*変異の頻度は通常のABC DLBCLと同程度であり（各々33％, 38％；図1），これらを高頻度に有する原発性CNS DLBCLあるいは精巣原発DLBCLとは異なっていた[16]。ただし，節外原発例ではより高頻度に*MYD88*および*CD79B*変異が認められている。*CD79A*変異は1例のみで認められ，*CARD11*変異は検索全例でみられなかった。

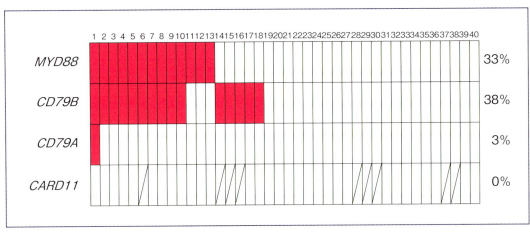

図1　CD5陽性DLBCLにおけるABC DLBCL関連遺伝子変異
　Sanger法による40例での解析結果，斜線は未実施。

（文献16をもとに筆者作成）

IX DLBCLの標準治療による予後

　CD5陽性DLBCLを対象とした臨床試験は，後述するPEARL5試験のみであり，疾患特異的治療法は未確立である。そこで最初に3つの代表的な後方視的研究の結果をレビューする。

1. 国内多施設共同研究（CD5⁺ DLBCL in the R-era project）

　過去最多数例を対象とした研究であり，2011年に成果が報告された[5]。国内31施設で2002～2007年に診断されたCD5陽性DLBCL患者337人が対象とされ，IVLBCL，原発性CNS DLBCL，原発性縦隔DLBCL，二次性CD5陽性DLBCLは除外された。完全奏効（complete response：CR）割合，OSともに化学療法単独群よりリツキシマブ併用化学療法群のほうが有意に良好であり，2年OSは各々70％，54％であった（図2a）。多変量解析ではリツキシマブ投与なしが性・節外病変以外のIPIの因子とともに，独立した予後不良因子として同定された。

　CNS再発率はリツキシマブ投与群でも明らかな低減はみられず（図2b），2年CNS再発割合は化学療法群で11.6％，リツキシマブ併用化学療法群で12.7％であり，通常のDLBCL（5％程度）より高率である。時間依存性解析の結果，CNS再発はOS短縮と強く関連していた。リツキシマブ併用化学療法群におけるCNS再発／増悪例での浸潤部位は83％の患者で脳実質内であり，メトトレキサート（methotrexate：MTX）などの抗がん剤の髄腔内投与では対応困難と考えられた。また，63％が診断後1年以内にCNS浸潤をきたしており，治療早期からのCNS浸潤予防が必要と考えられた。

2. 国際共同研究（International DLBCL rituximab-CHOP Consortium Programによる）

　MD Anderson Cancer Centerが主導したこの研究では，CD5陽性31例を含むDLBCL 879例を対象として網羅的な試料解析がなされ，2015年に成果が報告されている[6]。CD5陽性例はDLBCLの5.5％であった。生存解析の結果，

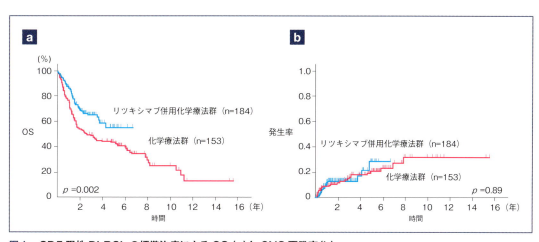

図1　CD5陽性DLBCLの標準治療によるOS（a）とCNS再発率（b）
国内多施設共同研究による337例での解析結果。

（文献5より引用改変）

DLBCL全体・GCB・ABCの各群でCD5陽性例はCD5陰性例よりもOSとPFSが有意に不良であった。

3. 米国9センター施設による共同研究

2016年に公表されたこの研究は，CD5陽性DLBCL 102例を対象とし，western seriesで最大規模のものである[7]。初回治療はR-CHOP（n = 83），R-EPOCH（n = 7），R-CHOP＋high-dose（HD）MTX（n = 6）であり，初回治療による奏効割合（PET実施）は全体で86％，non-GCB群で80％，GCB群で91％であった。観察期間中央値40カ月での3年OSとPFSは各々66％と40％であり，GCBとnon-GCB群間に差はなかった。再発後二次治療として自家移植/同種移植を受けた28人中20人で再発を認め，移植治療による救援は困難で，初回治療の重要性が示唆された。興味深いことに，EPOCH-R（エトポシド，ビンクリスチン，シクロホスファミド，ドキソルビシン，プレドニゾン，リツキシマブ）を受けた7人中6人がCRで無病生存中（中央値30カ月，13〜52カ月）であった。

以上，2つのwestern seriesでの研究では，WHO血液腫瘍分類（2008）に基づき，対象患者がDLBCL, NOSであることが厳密に評価されており，後方視的解析であるがリツキシマブ時代でのCD5陽性DLBCLの治療限界を明確に示している。

X 臨床試験による治療開発

CD5陽性DLBCLはリツキシマブ導入後も予後不良で，CNS再発率の改善がみられない。高齢者が多く大半の患者が大量化学療法の適応とならず，70％以上がnon-GCB DLBCL，BCL2蛋白陽性であり，難治性DLBCLとしての特徴を多く有している。

以上の背景から，DA-EPOCH-RとHD-MTX療法を組み合わせた治療法が三重大学で考案され，予備的検討において初発Ⅳ期，IPI high risk, BCL2陽性の4例で奏効割合100％と有望な治療効果が得られたことから，2012年より対象世界初となる国内多施設共同第Ⅱ相試験（PEARL5試験）が実施されている。対象はCD5陽性DLBCL（WHO血液腫瘍分類）のうち，未治療，Ⅱ〜Ⅳ期，20〜75歳，PS 0〜3の患者で，試験治療［DA-EPOCH-R療法/HD-MTX療法］はDA-EPOCH-R療法4コース→HD-MTX療法2コース→DA-EPOCH-R療法4コースである。完了後CRの場合は再発まで無治療観察とし，部分奏効以下または中止の場合，後治療は規定しない。プライマリーエンドポイントは2年PFS割合である。

2012年8月から2015年11月までに計47人が登録され，総合効果と毒性に関する中間解析（2016年7月）と主たる解析結果が学会報告されている[17,18]。登録患者の年齢中央値は62歳（範囲37〜74歳），女性62％，ECOG PS＞1が4％，Ⅲ/Ⅳ期53％，IPIのhighまたはhigh-intermediate risk groupが47％であった。1例が精巣原発DLBCLであった。72％がnon-GCB DLBCLで，検体不良の1例を除く46例での検討でABC, GCB, unclassifiedが各々39例，4例，3例であった。

DA-EPOCH-Rの第六コースで，grade 3の口内炎のため中止した1例を除き，全例で試験治療が完遂された。DA-EPOCH-Rの投与量レベル中央値は2（範囲1〜4）であり，投与量レベル決定でのプロトコール違反/逸脱はなかった。

試験治療によるCR割合は91％（43/47），奏効割合は94％（44/47）であった。治療関連死亡はなく，grade 4の非血液毒性は1例のみで観察

され，これは初回リツキシマブ投与時に腫瘍崩壊症候群（tumor lysis syndrome：TLS）と高カルシウム血症を生じた患者である。主な grade 3 の非血液毒性は発熱性好中球減少と ALT 上昇であり，いずれも速やかに軽快し管理可能であった。

観察期間中央値 3.1 年（範囲 2.0～4.9 年）において，プライマリーエンドポイントの 2 年 PFS は 79 %（95 % CI, 64～88%）であり，国内データをもとに設定したヒストリカルコントロールの 51 % を上回っていた。ちなみに，米国 9 センター施設の共同研究における 2 年 PFS（< 50 %）をも上回っている。2 年 OS は 89 %，2 年 CNS 再発率は 9 %（n=4）であり，この 4 例のうち 1 名は精巣原発 DLBCL であった。残る 3 例では大量 MTX 療法の開始以前に CNS 再発をきたし，うち 2 例は WHO 血液腫瘍分類（2017）における high-grade B-cell lymphoma, NOS with *MYC* rearrangement であった。残る 1 例は，初回リツキシマブ投与時の TLS で試験治療が中止となり，後治療へ移行した例である。

39 例の CD5 陽性 ABC DLBCL における 2 年 PFS と OS は，各々 77 % と 87 % と良好であった。試験治療は 7 カ月と長いものの，94 % という高い奏効割合が示すように，PEARL5 型治療により少なくとも，従来しばしば経験された早期増悪例の予後が改善されている印象がある。研究者は，DA-EPOCH-R/HD-MTX 療法は初発 II-IV 期 CD5 陽性 DLBCL の治療オプションとなりえると結論し，長期安全性と有効性確認のため，5 年時点の追跡調査を 2020 年に予定している。

ちなみに，PEARL5 試験の登録終了後観察中に，MD Anderson Cancer Center から，DA-EPOCH-R 療法を受けた DLBCL 患者 130 人の予後を後方視的に解析した結果が報告された[19]。CD5 陽性 DLBCL は 16 例含まれており，その CNS 再発率は 33 % で CD5 陰性群と比較して有意に高く，OS も有意に不良であった。このことは，PEARL5 試験では試験治療に含まれる大量 MTX 療法の途中追加が良好な治療効果に寄与した可能性を示唆している。

おわりに

DLBCL の現在の標準治療である R-CHOP 療法を行った場合に CD5 陽性例の予後が不良であることは，これまで挙げたほかにも英国[20]，スイスなどの研究で示されている。しかし CD5 陽性 DLBCL の疾患特異的分子異常は不明であり，WHO 分類では CD5 陽性 DLBCL を疾患単位としては扱っていない。

PEARL5 型治療の短期効果は有望であるが治療期間が長く，依然として再発例が存在する。近年，東アジアでは ABC DLBCL の占める割合が大きいなど，DLBCL 病態の世界での地域差が指摘されている。多国間研究が活発な MCL と同様の発生頻度であり，CD5 陽性 DLBCL でも予後改善のための病態研究がいっそう進むことが望まれる。

文献

1) Matolcsy A, Chadburn A, Knowles DM, et al：De novo CD5-positive and Richter's syndrome-associated diffuse large B cell lymphomas are genotypically distinct. Am J Pathol **147**：207-216, 1995
2) Maeshima AM, Taniguchi H, Nomoto J, et al：Secondary CD5+ diffuse large B-cell lymphoma not associated with transformation of chronic lymphocytic leukemia/small lymphocytic lymphoma (Richter syndrome). Am J Clin Pathol **131**：339-346, 2009
3) Yamaguchi M, Seto M, Okamoto M, et al：De novo CD5+ diffuse large B-cell lymphoma：a clinicopathologic study of 109 patients. Blood **99**：815-821, 2002
4) Yamaguchi M, Nakamura N, Suzuki R, et al：De novo CD5+ diffuse large B-cell lymphoma：results of a detailed clinicopathological review in 120 patients. Haematologica **93**：1195-1202, 2008
5) Miyazaki K, Yamaguchi M, Suzuki R, et al：CD5-positive diffuse large B-cell lymphoma：a retrospective

study in 337 patients treated by chemotherapy with or without rituximab. Ann Oncol **22**：1601-1607, 2011

6) Xu-Monette ZY, Tu M, Jabbar KJ, et al：Clinical and biological significance of de novo CD5+ diffuse large B-cell lymphoma in Western countries. Oncotarget **6**：5615-5633, 2015

7) Alinari L, Gru A, Quinion C, et al：De novo CD5+ diffuse large B-cell lymphoma：Adverse outcomes with and without stem cell transplantation in a large, multicenter, rituximab treated cohort. Am J Hematol **91**：395-399, 2016

8) Murase T, Yamaguchi M, Suzuki R, et al：Intravascular large B-cell lymphoma (IVLBCL)：a clinicopathologic study of 96 cases with special reference to the immunophenotypic heterogeneity of CD5. Blood **109**：478-485, 2007

9) Katzenberger T, Lohr A, Schwarz S, et al：Genetic analysis of de novo CD5+ diffuse large B-cell lymphomas suggests an origin from a somatically mutated CD5+ progenitor B cell. Blood **101**：699-702, 2003

10) Igawa T, Sato Y, Takata K, et al：De novo CD5-positive diffuse large B-cell lymphomas show high specificity for cyclin D2 expression. Diagn Pathol **8**：81, 2013

11) Yoshioka T, Miura I, Kume M, et al：Cytogenetic features of de novo CD5-positive diffuse large B-cell lymphoma：chromosome aberrations affecting 8p21 and 11q13 constitute major subgroups with different overall survival. Genes Chromosomes Cancer **42**：149-157, 2005

12) Kaneko H, Shimura K, Horiike S, et al：Cytogenetic analysis of de novo CD5-positive diffuse large B-cell lymphoma. Asia Pac J Clin Oncol **7**：346-350, 2011

13) Miyazaki K, Yamaguchi M, Imai H, et al：Gene expression profiling of diffuse large B-Cell lymphomas supervised by CD5 expression. Int J Hematol **102**：188-194, 2015

14) Suguro M, Tagawa H, Kagami Y, et al：Expression profiling analysis of the CD5+ diffuse large B-cell lymphoma subgroup：development of a CD5 signature. Cancer Sci **97**：868-874, 2006

15) Taniguchi M, Oka K, Hiasa A, et al：De novo CD5+ diffuse large B-cell lymphomas express VH genes with somatic mutation. Blood **91**：1145-1151, 1998

16) Takeuchi T, Yamaguchi M, Kobayashi K, et al：MYD88, CD79B, and CARD11 gene mutations in CD5-positive diffuse large B-cell lymphoma. Cancer **123**：1166-1173, 2017

17) Miyazaki K, Asano N, Yamada T, et al：Dose-adjusted (DA)-EPOCH-R with high-dose methotrexate for newly diagnosed CD5-positive diffuse large B-cell lymphoma (CD5+ DLBCL)：interim results from a phase II study (abstract). ASH annual meeting, #3029, 2016

18) Miyazaki K, Asano N, Yamada T, et al：Dose-adjusted (DA)-EPOCH-R with high-dose methotrexate (HD-MTX) for newly diagnosed stage II-IV CD5-positive diffuse large B-cell Iymphoma (CD5+ DLBCL)：Primary analysis of PEARL5 study (abstract). ASCO annual meeting, #7561, 2018

19) Thakral B, Medeiros LJ, Desai P, et al：Prognostic impact of CD5 expression in diffuse large B-cell lymphoma in patients treated with rituximab-EPOCH. Eur J Haematol **98**：415-421, 2017

20) Johnson NA, Boyle M, Bashashati A, et al：Diffuse large B-cell lymphoma：reduced CD20 expression is associated with an inferior survival. Blood **113**：3773-3780, 2009

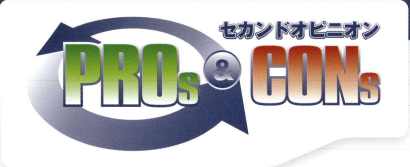

MPN の治療選択

桐戸 敬太　Keita Kirito
山梨大学大学院総合研究部医学域臨床医学系
（血液・腫瘍内科学）教授

 はじめに

　WHO 血液腫瘍分類改訂第 4 版において，骨髄増殖性腫瘍（myeloproliferative neoplasms：MPN）には，7 つの病型が含まれるが，ここでは古典的なフィラデルフィア染色体陰性 MPN に位置づけられる，真性多血症（polycythemia vera：PV），本態性血小板血症（essential thrombocythemia：ET）および原発性骨髄線維症（primary myelofibrosis：PMF）を取り上げる。

　上記 3 疾患のうち，PV および ET では治療のゴールは血栓・出血イベントの抑制および発熱や掻痒感などのいわゆる全身症候をコントロールし，生活の質を保つことである。一方，PMF では生命予後についてのリスク評価を行い，予後が不良と予測される場合には積極的に同種造血幹細胞を検討する。それぞれの治療方針は，日本血液学会からもガイドラインが示されており，おおまかな治療方針を定めることはできるが，個々の症例についてみるとさまざまな疑問を感じることも多い。これらの臨床上の疑問点について，症例をベースに考えてみたい。

 I　症例 1：白血球，血小板増加を伴う若年 PV 症例

　42 歳，男性。

　3 年前に健康診断を契機に PV と診断された症例。

　JAK2V617F 変異陽性である。診断時およびその後の経過観察期間中においても，血栓症や出血を合併したことはない。高血圧，糖尿病および脂質異常症の併発も認めていない。年齢および既往歴より，血栓・出血については低リスク群と判断され，これまで瀉血によるヘマトクリット（Hct）コントロールとアスピリンの投与を受けている。最近の血液データでは，WBC 29,600/μL, Hb 13.8 g/dL, Hct 43.8 %, RBC 650 万/μL, Plt 85.0 万/μL であった。

1. ポイント

　本症例について，細胞減少治療を行うべきかセカンドオピニオンが求められた。

細胞減少治療を行うべきである

　PV治療において，Hctについては，45％を維持することが明確な目標としてガイドラインにも記載されている。これは，ランダム化比較試験（CYTO-PV）試験の結果に基づくものである。CYTO-PV試験では，厳密にHctを45％未満とすることで，重篤な心血管イベントのリスクを1/4に減らせることが示されている。一方，PVにおける白血球数増加および血小板増加については，どのように対応すべきか，明確になっていない。
　観察研究においては，PVにおける血栓・出血の発症率と白血球増加との関連が指摘されている[1]。特に，若年者では白血球増加と血栓・出血イベントとの関連性が高いとされる[2]。また，CYTO-PV試験においても厳密なHctコントロールを受けた群では，細胞減少治療も併用され，結果的に白血球数が低くコントロールされており，交絡因子となった可能性が指摘されている[3]。これより，本症例のような若年者で，かつHctがコントロールされている症例においても，白血球増加を伴う場合には細胞減少治療を併用すべきである。

細胞減少治療は控えるべきである

　PVにおいて，白血球数の目標値を設定して介入を行った臨床試験は報告されていない。ECLAP試験のpost hoc解析において，高リスク群ではハイドロキシウレア（HU）により心血管死亡の減少効果が確認されているが，低リスク群をもとにした解析ではこの効果は確認されていない[4]。また，PVに対する細胞減少治療剤としては，HUが一般的に用いられるが，皮膚毒性などの短期的な有害事象[5]に加えて，長期的な白血病や骨髄線維症への移行リスクや二次発がんリスクが指摘されている[6]。以上を踏まえると，本症例のよう若年者への投与は慎重であるべきと考える。

2. まとめ（表1）

　以上の議論にあるように，PVにおける白血球増加について，血栓・出血のリスクとなりうるかについて結論は出ていない。一方で，ECLAP試験や大規模な疾患登録をもとにした解析によると，HUによる発がんリスクについても明らかではない。今後，変異原性がなく，また異常クローンの排除が期待できるインターフェロンが実臨床で利用可能になった場合には，この課題についての考え方が変わることが期待される[7]。

表1　症例1のPROs & CONs

細胞減少治療を行うべきとする意見
・白血球数増加は，血栓リスクとする観察研究が複数存在する。
・CYTO-PV試験の後づけ解析で，厳密Hctコントロール群のほうが細胞減少治療が多く行われていた。
・白血球増加は，PVの生命予後不良因子である。

細胞減少治療は控えるべきとする意見
・ECLAP試験では，低リスクPV症例においてHUによる心血管リスク低下は確認されていない。
・HUには，皮膚毒性などの有害事象がある。
・HUには，長期的な骨髄線維症・白血病への移行リスクが否定できない。

　若年PV症例。瀉血によりHctコントロールは良好であるが，白血球数と血小板数が高値。

（筆者作成）

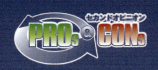

II 症例2：真性多血症から移行した骨髄線維症症例の予後評価をどのように考えるか

48歳，女性。

家族構成は，高校生の娘と夫との3人暮らし。同胞はいない。

20年前より，PVと診断され治療を受けている。16年前の出産時に，肺塞栓症を合併したことから，高リスク群と判断され，アスピリンとHUによる治療中であった。数年前より，脾臓の増大を認めている。一昨年より，末梢血中での白赤芽球症が観察されるようになった。末梢血での骨髄芽球比率は，2～3％で経過している。昨年に，骨髄生検を施行したところ，MF-2の骨髄線維化を確認し，PVより移行した二次性骨髄線維症（post-PV-MF）と診断している。この時点での染色体分析は正常核型であった。

最近の血液データは，WBC 26,480/μL（blast 2％），Hb 9.7 g/dL，Plt 55.5万/μLであった。身体所見では，骨盤に達する巨大な脾腫を認める。掻痒感などの全身症候も強く，MPN-SAF TSS（Myeloproliferative Neoplasm Symptom Assessment Form Total Symptom Score）では22点であった。DIPSS（dynamic IPSS）-Plusで予後を評価すると，5点であり，高リスクであった。なお，JAK2V617F陽性であることも確認されている。

1. ポイント

本症例は，PVから移行した二次性のMF症例であるが，どのように予後を評価し，治療方針を決定すればよいか。また，その際にはどのような治療の選択肢があるか。

PROs: DIPSS-Plusを用いて予後評価を行い，治療方針を決める

現在，わが国のガイドラインを含めMFの治療アルゴリズムを考える場合には，IPSS（International Prognostic Scoring System）をもとにしたDIPSSもしくは，DIPSS-Plusを用いて，予後評価を行うことが一般的である。日本人のPMF症例を対象とした後ろ向き解析においても，DIPSS-Plusが予後予測に適していると報告されている[8]。

MFを対象とした前向きランダム化試験としては，ルキソリチニブとプラセボあるいは既存治療とを比較したCOMFORT-1/2試験があるが，この試験にはPMFに加えてPVもしくはETから移行したpost-PV-MFの症例も含まれている[9,10]。また，MFに対して造血幹細胞移植（hematopoietic stem cell transplantation：HSCT）の成績を評価したいくつかの後ろ向き研究においても，PMFとpost-PV-MF症例を合わせて解析が行われており，移植前のDIPSSあるいはDIPSS-Plusによる予後予測が有用であることが示されている[11,12]。このため，MFの治療方針の決定にあたっては，PMFとpost-PV-MFとを区別せずに同じ治療方針で臨めばよいと判断する。治療の選択肢としては，DIPSS-Plusを用いた予後評価で高リスクであり，生存期間中央値が1.5年程度と予測される。年齢も40歳代であるため，同種HSCTの適応と判断し，推奨する。ただし，HSCTのソースにより移植後成績が影響されるとする報告があるので[13]，血縁ドナーがいない点は考慮すべきある。

二次性骨髄線維症に特化した予後予測を行うべきである

　IPSS をベースとした予後予測システムが，PV や ET から移行した post-PV-MF 症例の予後予測にはフィットしないことは，いくつかの観察研究により指摘されてきた。2017 年には，イタリアのグループを中心として，post-PV-MF に特化した新しい予後予測モデルが発表された[14]。このモデルは，MYSEC-PM (Myelofibrosis Secondary to PV and ET-Prognostic Model) と称される。MYSEC-PM は，685 例の post-PV-MF 症例のデータをもとに構築されたものであり，さらに年齢による細かな補正が行われることから，より正確な予後予測が可能となる。Web サイト(http://www.mysec-pm.eu/)上で予後予測を行うことができる。その後，MYSEC-PM は，ルキソリチニブ使用後の脾臓縮小率の効果予測や，貧血などの有害事象の発現予測にも有効であることが報告された[15]。さらに，HSCT を受けた症例についての後ろ向き解析にしても，DIPSS と比較して，MYSEC-PM のほうが生存期間予測の分離に優れていることが示されている[16]。

　前述の web サイトで予後予測を行うと，リスク分類は中間-1 で，生存期間中央値としては，9.3 年であるという結果となる。このため，早急に HSCT を行う必要性は低いと判断する。一方で，巨大脾腫に伴う症状や全身症候も高度であるため，このコントロールを目的として，JAK 阻害剤ルキソリチニブを用いることを推奨する。ルキソリチニブは，COMFORT1/2 試験において，脾臓縮小および全身症候改善について，プラセボ・既存治療に勝ることが示されている[9, 10]。また，クロスオーバーを考慮した解析にて，生存期間の延長効果も示されている[17]。ただし，生命予後についての解析は，プライマリーエンドポイントとして設定された項目ではないことに，注意をして解釈すべきである。

2. まとめ(表2)

　Post-PV-MF の予後をどのように評価すべきかについて，特にわが国では全くデータがないのが現状である。一方，MF 症例の移植成績に大きな影響を及ぼす因子は，ドナータイプである。このため，post-PV-MF 症例に対する，HSCT を検討する場合には，個々の症例ごとにさまざまな角度から考える必要がある。一方，JAK 阻害剤ルキソリチニブの効果は，原発性と post-PV-MF では相違ないとされている。このため，本症例の脾腫や全身症候の改善には，ルキソリチニブの効果が期待できる。ただし，ルキソリチニブの長期追跡解析では，ルキソリチニブ治療の継続期間の中央値は 3 年程度であり，多くの症例は不応となることが知られている[17]。また，ルキソリチニブ不応例の予後は，きわめて不良であることも報告されている[18, 19]。これより，本症例でも，ルキソリチニブの効果が維持されている間に，HSCT へ移行することが望ましいと判断される。

表2　症例2のPROs & CONs

細胞減少治療を行うべきとする意見
・ガイドラインでは，原発性でも二次性でも同様なリスク評価をすることが一般的である。
・同種HSCT治療後の治療成績を評価した研究でも，原発性と二次性を分けずに解析がなされている報告もある。
・COMFORT試験において，ルキソリチニブの有効性は，原発性とpost-PV-MFにて相違を認めていない。
細胞減少治療は控えるべきとする意見
・DIPSSでは，post-PV-MFの予後を予測し難い。
・MYSEC-PMは，post-PV-MFのルキソリチニブへの反応性や移植後の予後評価にも有用である。

PVより移行した骨髄線維症症例。脾腫と全身症候を伴う。DIPSS-Plusでは高リスク。

(筆者作成)

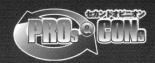

文献

1) Carobbio A, Ferrari A, Masciulli A, et al：Leukocytosis and thrombosis in essential thrombocythemia and polycythemia vera：a systematic review and meta-analysis. Blood Adv **3**：1729-1737, 2019
2) De Stefano V, Za T, Rossi E；GIMEMA Chronic Myeloproliferative Neoplasms Working Party, et al：Leukocytosis is a risk factor for recurrent arterial thrombosis in young patients with polycythemia vera and essential thrombocythemia. Am J Hematol **85**：97-100, 2010
3) Barbui T, Masciulli A, Marfisi MR, et al：White blood cell counts and thrombosis in polycythemia vera：a subanalysis of the CYTO-PV study. Blood **126**：560-561, 2015
4) Barbui T, Vannucchi AM, Finazzi G, et al：A reappraisal of the benefit-risk profile of hydroxyurea in polycythemia vera：a propensity-matched study. Am J Hematol **92**：1131-1136, 2017
5) Latagliata R, Spadea A, Cedrone M；Gruppo Laziale SMPC Ph1 neg, et al：Symptomatic mucocutaneous toxicity of hydroxyurea in Philadelphia chromosome-negative myeloproliferative neoplasms：the Mister Hyde face of a safe drug. Cancer **118**：404-409, 2012
6) Barbui T, Ghirardi A, Masciulli A, et al：Second cancer in Philadelphia negative myeloproliferative neoplasms (MPN-K). A nested case-control study. Leukemia **33**：1996-2005, 2019
7) Hasselbalch HC, Holmström MO：Perspectives on interferon-alpha in the treatment of polycythemia vera and related myeloproliferative neoplasms：minimal residual disease and cure? Semin Immunopathol **41**：5-19, 2019
8) Takenaka K, Shimoda K, Uchida N, et al：Clinical features and outcomes of patients with primary myelofibrosis in Japan：report of a 17-year nationwide survey by the Idiopathic Disorders of Hematopoietic Organs Research Committee of Japan. Int J Hematol **105**：59-69, 2017
9) Harrison C, Kiladjian JJ, Al-Ali HK, et al：JAK inhibition with ruxolitinib versus best available therapy for myelofibrosis. N Engl J Med **366**：787-798, 2012
10) Verstovsek S, Mesa RA, Gotlib J, et al：A double-blind, placebo-controlled trial of ruxolitinib for myelofibrosis. N Engl J Med **366**：799-807, 2012
11) Ditschkowski M, Elmaagacli AH, Trenschel R, et al：Dynamic International Prognostic Scoring System scores, pre-transplant therapy and chronic graft-versus-host disease determine outcome after allogeneic hematopoietic stem cell transplantation for myelofibrosis. Haematologica **97**：1574-1581, 2012
12) Samuelson Bannow BT, Salit RB, Storer BE, et al：Hematopoietic cell transplantation for myelofibrosis：the dynamic international prognostic scoring system plus risk predicts post-transplant outcomes. Biol Blood Marrow Transplant **24**：386-392, 2018
13) Murata M, Takenaka K, Uchida N, et al：Comparison of Outcomes of Allogeneic Transplantation for Primary Myelofibrosis among Hematopoietic Stem Cell Source Groups. Biol Blood Marrow Transplant **25**：1536-1543 2019
14) Passamonti F, Giorgino T, Mora B, et al：A clinical-molecular prognostic model to predict survival in patients with post polycythemia vera and post essential thrombocythemia myelofibrosis. Leukemia **31**：2726-2731, 2017
15) Palandri F, Palumbo GA, Iurlo A, et al：Differences in presenting features, outcome and prognostic models in patients with primary myelofibrosis and post-polycythemia vera and/or post-essential thrombocythemia myelofibrosis treated with ruxolitinib. New perspective of the MYSEC-PM in a large multicenter study. Semin Hematol **55**：248-255, 2018
16) Gagelmann N, Eikema DJ, de Wreede LC；CMWP of the European Society for Blood and Marrow Transplantation, et al：Comparison of Dynamic International Prognostic Scoring System and MYelofibrosis SECondary to PV and ET Prognostic Model for Prediction of Outcome in Polycythemia Vera and Essential Thrombocythemia Myelofibrosis after Allogeneic Stem Cell Transplantation. Biol Blood Marrow Transplant **25**：e204-e208, 2019
17) Verstovsek S, Gotlib J, Mesa RA, et al：Long-term survival in patients treated with ruxolitinib for myelofibrosis：COMFORT- I and - II pooled analyses. J Hematol Oncol **10**：156, 2017
18) Newberry KJ, Patel K, Masarova L, et al：Clonal evolution and outcomes in myelofibrosis after ruxolitinib discontinuation. Blood **130**：1125-1131, 2017
19) Pardanani A, Tefferi A：How I treat myelofibrosis after failure of JAK inhibitors. Blood **132**：492-500, 2018

血液アトラス
臨床に還元できる血液像・血液病理の「読み方」をナビゲート

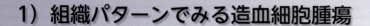

1) 組織パターンでみる造血細胞腫瘍

伊藤　雅文 Masafumi Ito
名古屋第一赤十字病院 副院長

はじめに

　血液疾患は，白血病を中心に血液細胞学的に解析が進み，疾患の臨床病理学的理解，検索手法が進展してきた。白血病における病理診断は，HE染色だけでは単に芽球が主体を占めていることしか評価できず，巨赤芽球性貧血のような「芽球」が増加する疾患では，急性白血病との鑑別はきわめて困難であるため，「骨髄塗抹細胞所見を参照してください」という表現に，病理医は病理診断の無力さをにじませてきた。血液疾患は，細胞学的に診断されるという固定概念を捨てて，病理組織からどのように取り組むか，ディメンジョンを変えてみることが主題である。

I 正常造血と反応性増殖，異常造血のパターン

1. 赤芽球造血

　赤芽球造血は，間質のマクロファージが赤芽球造血の「場」を形成し，「赤芽球島」を形成する。赤芽球は脱核し，赤血球となり末梢に放出されるため，赤芽球島は静脈洞に接して構築され分化段階の赤芽球の集簇からなる（図1）。赤芽球造血は，通常骨梁周囲にはみられない。骨

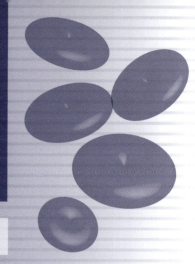

図1　赤芽球島
赤芽球造血は明瞭な血島（◯）の形成を呈する。さまざまな分化段階の赤芽球の集簇からなる（HE染色）。
(筆者提供)

梁周囲の赤芽球造血はabnormal localizationとして，骨髄異形成症候群でみられる赤芽球の異常造血所見である（図2）。貧血では，代償性赤芽球過形成を呈する。この血島は，正常と異なり血島ごとに分化の同期傾向がみられる（図3）。寿命の長い赤血球造血では，さまざまな分化段階の集合体である正常赤芽球島は，緩やかな赤芽球造血を反映する形態表現と考えられる。反応性増殖では，短時間での造血促進のための形態表現として分化の同期がみられる。

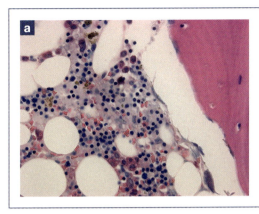
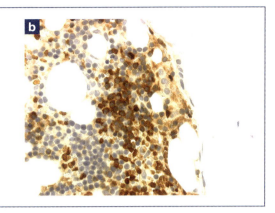

図2 赤芽球異常造血
骨梁に接する領域は，通常顆粒球造血とリンパ球がみられ，赤芽球造血はみられない。この部位の赤芽球造血は abnormal localization で，異常造血所見と考えられる。赤芽球には胎児型ヘモグロビン（HbF）発現を認め，異常造血を支持する［Giemsa 染色（a），HbF 免疫染色（b）］。

（筆者提供）

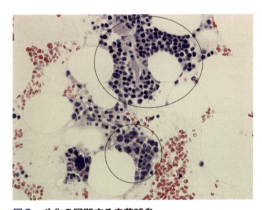
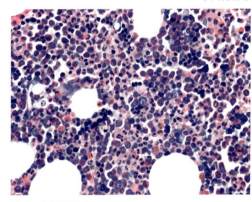

図3 分化の同期する赤芽球島
化学療法後や移植後の赤芽球造血の亢進時期には，血島単位で分化の同期がみられる（HE 染色）。
（筆者提供）

図4 顆粒球造血
赤芽球の血島形成に比べ領域性は不明瞭であるが，顆粒球造血は種々の分化段階の顆粒球が集簇性に造血する（AS-D＋Giemsa 染色）。
（筆者提供）

2. 顆粒球造血

顆粒球も同様な集簇を呈するが，赤芽球ほど明瞭ではない（図4）。各分化段階の顆粒球が種々の頻度で集簇し，芽球は，少数散在性にみられる。CD34 免疫染色で芽球の分布様式を確認できる。正常造血でみられる芽球は，細胞密度の高い部位にみられ（図5），芽球の集簇する abnormal localization of immature precursor（ALIP）は，腫瘍性芽球増生と評価

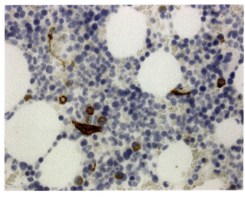

図5 正常造血の芽球
正常造血では CD34 陽性芽球は，細胞密度の高い領域に少数散在性にみられるのみである（CD34 免疫染色）。
（筆者提供）

77

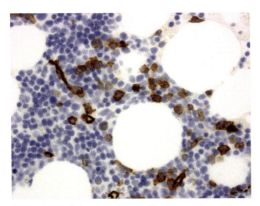

図6 ALIP (abnormal localization of immature precursor)
CD34陽性芽球が小集簇を形成する。正常造血ではみられない所見で、MDSでみられるが腫瘍性芽球と考えられる(CD34免疫染色)。
(筆者提供)

される(図6)。また、造血の低形成領域には正常ではほとんど芽球がみられず、脂肪細胞の間隙に芽球がみられる場合は、腫瘍性芽球と考えられる(図7)。

3. 巨核球造血

巨核球は血管、洞構造に近接し、髄洞周囲に分布する。成熟細胞がほぼ均一に分布するが、反応性巨核球増多や移植後に、しばしば巨核球のコロニー形成が観察される(図8)。巨核球は赤芽球同様に、骨梁周囲には出現しない。骨髄

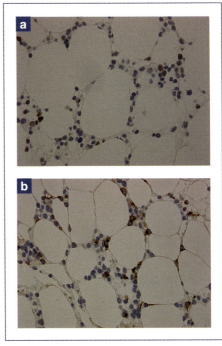

図7 CD34陽性芽球
細胞密度の低い脂肪細胞間隙にCD34陽性芽球が出現する場合。この芽球は腫瘍性と考えられる[p53免疫染色(a)、CD34免疫染色(b)]。
(筆者提供)

増殖性腫瘍では、この領域に成熟巨核球の出現がみられ、原発性骨髄線維症では、この領域での集簇増生は特徴的所見である(図9)。

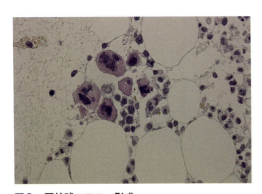

図8 巨核球コロニー形成
移植後の立ち上がりなどで、巨核球もコロニーパターンの集簇増生を呈す(HE染色)。
(筆者提供)

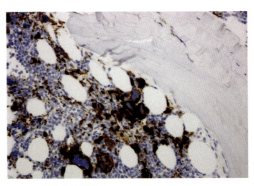

図9 巨核球異常造血
原発性骨髄線維症では、骨梁に沿った領域に集簇性に巨核球増生をみる。正常ではこの領域に巨核球は分布しない(CD42b免疫染色)。
(筆者提供)

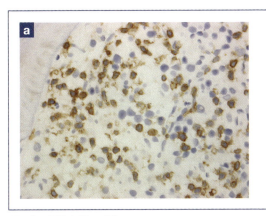
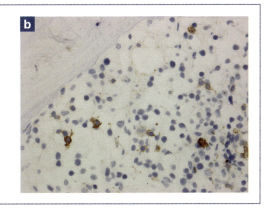

図10 骨髄のリンパ球
骨梁に沿った領域にはCD3＋Tリンパ球をみるが，CD20＋Bリンパ球はわずかである［CD3免疫染色(a)，CD20免疫染色(b)］。

(筆者提供)

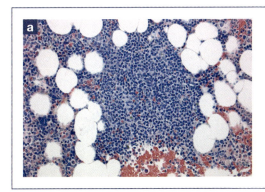
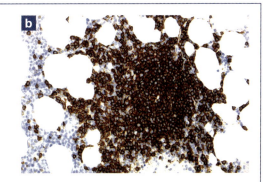
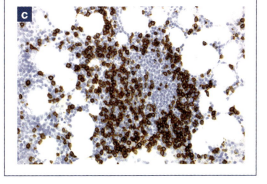

図11 骨髄リンパ球集簇
骨髄に濾胞状パターンのリンパ球集簇をみる場合がある。正常の濾胞同様にCD20＋Bリンパ球の集簇と，取り囲むCD3＋Tリンパ球の分布をみる。胚中心形成はまれである［AS-D＋Giemsa染色(a)，CD20免疫染色(b)，CD3免疫染色(c)］。

(筆者提供)

Ⅱ 骨髄のリンパ球とリンパ腫浸潤

骨髄におけるリンパ球は，CD3陽性Tリンパ球(Tリンパ球)は血管周囲性により多くみられ，CD20陽性Bリンパ球(Bリンパ球)はびまん性，散在性の，あるいは小集簇を形成する。Tリンパ球は，しばしば皮質骨下に増加し，この領域のBリンパ球は少数である(図10)。この所見は，B細胞性リンパ腫の骨髄浸潤との鑑別に重要である。種々の程度で反応性リンパ球集簇をみる。濾胞状パターンでは，通常の反応性濾胞同様Bリンパ球集簇をTリンパ球が取り囲むが，胚中心形成はまれである(図11)。低悪性度B細胞性リンパ腫と鑑別が難しい場合が多く，皮質骨下にBリンパ球が密に集簇する場合は，B細胞性リンパ腫がより考えられる。

Ⅲ 骨髄形質細胞と骨髄腫

形質細胞は，正常では少数散在性にほぼ均一な分布を呈する(図12)。慢性炎症性疾患などに付随して，形質細胞増多がみられる。反応性増多では，形質細胞は血管周囲を取り巻くパターンを呈し，しばしば20％を超える高度な増加をみる(図13)。

骨髄に多発病変を呈する形質細胞腫瘍である骨髄腫は，造血細胞腫瘍の10～15％を占め，骨髄病理診断の有用性が高い疾患である。結節

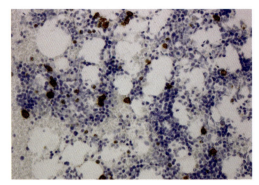

図12 正常骨髄の形質細胞
形質細胞は正常では，少数散在性に主として弧在性分布を呈する(CD138免疫染色)。

(筆者提供)

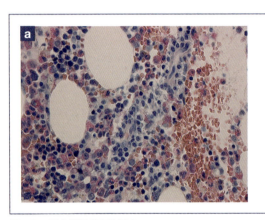

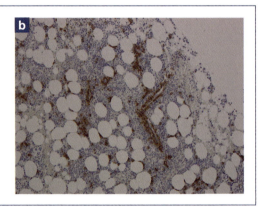

図13 反応性形質細胞増多
骨髄における形質細胞の反応性増多では，主として血管周囲性に増生する[AS-D＋Giemsa染色(a)，CD138免疫染色(b)]。

(筆者提供)

性，びまん性に形質細胞の増生を認め，背景にしばしば高蛋白血症の所見を認め，間質性にアミロイド沈着を呈する場合がある。形質細胞は，異型のきわめて軽微な細胞から，大型で明瞭な核小体を有する芽球増生まで多彩な細胞形態を呈する。反応性形質細胞増多は血管周囲性増殖が基本であるが，腫瘍性増生は血管との関連は明らかではない。免疫グロブリン軽鎖の単クローン性を示すことで，腫瘍性増生の評価が可能である(図14)。

Ⅳ 急性白血病の増殖パターン

急性白血病の増殖パターンは，full blastの場合は評価できないが，芽球比率が低い早期段階，微小残存病変，再発早期などで白血病の増殖パターンに違いがみえてくる。白血病微小環境と，正常造血幹細胞のnicheの違いなど，組織病理所見の重要性が高い。

白血病細胞の分布には，大きく2つのパターンがある(図15)。比較的低形成領域で脂肪細胞と毛細血管，静脈洞に囲まれた領域に列序性

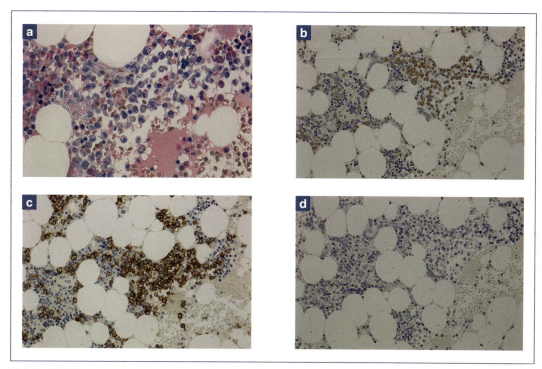

図 14 骨髄腫
　腫瘍性増生を呈する形質細胞は，血管周囲性ではない集簇を呈する．免疫グロブリン軽鎖の単クローン性が腫瘍性の同定に有用である［AS-D＋Giemsa 染色(a)，CD138 免疫染色(b)，κ 鎖 ISH (c)，λ 鎖 ISH (d)］．

（筆者提供）

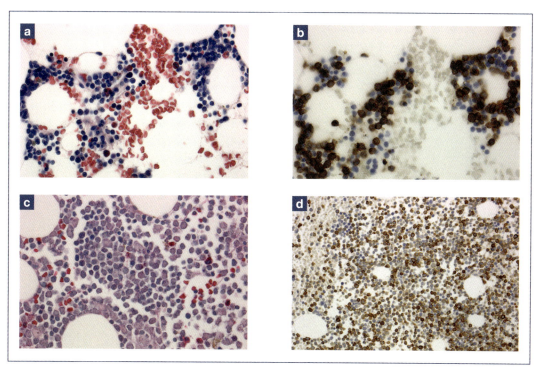

図 15 急性白血病の増殖パターン
　脂肪-血管構造に沿った分布様式をとるパターンと，充実胞巣状増生を呈するパターンがある．AML (a)，CD34 免疫染色(b)，ALL (c)，CD79a 免疫染色(d)．

（筆者提供）

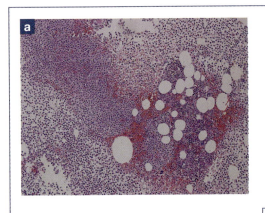
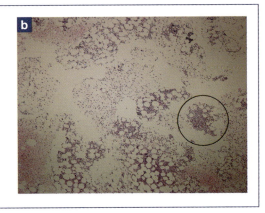
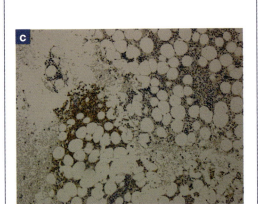

図16 急性前骨髄球性白血病（APL）
　APLは集簇増生型白血病である（a）。再発時も同様な集簇パターンがみられ（b），芽球が少数であっても同定が容易である。免疫染色でハイライトされる［CD33免疫染色（c）］。

（筆者提供）

配列を呈するパターンと，白血病細胞が集塊状に増殖するパターンがある。前者はvascular nicheに相当し，急性骨髄性白血病（acute myelold leukemia：AML）でみられることが多い。ほとんどのALL，APL（acute promyelocytic leukemia；前骨髄芽球性白血病），単球分化を呈するAMLは集簇性に増殖するパターンを呈する。再発時にも同様な増殖パターンを呈し，組織学的に白血病細胞の同定に有用な所見である（図16）。

血液アトラス
臨床に還元できる血液像・血液病理の「読み方」をナビゲート

2) AMLの光顕的診断の目視録に迫る

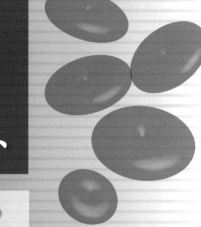

阿南　建一 Kenichi Anami

福岡大学医学部腫瘍血液感染症内科
細胞病態解析学講座 客員講師

SUMMARY

　日常診療において，血液分野の光顕的手法による形態診断(以下，光顕的診断；optical microscopic diagnosis)は，血液疾患を診断するために不可欠な手法である。しかし，それには高度な洞察力や技量をもって臨まなければ間違った治療につながることになる。従来から一定の鑑別基準によって形態診断に臨んでいるが，その奥には計り知れない多くの情報が潜んでいることを経験する。それらの隠れた形態情報を追究し解明することを"目視録"と称し，光顕的診断の戦略法の1つとして，さらなる追究に臨みたいものである。多岐にわたる造血器腫瘍のなかから，急性骨髄性白血病(acute myelogenous leukemia：AML)に絞って，光顕的診断における目視録について，文献ならびに私見を交えて述べる。

その前に

　AMLの光顕的診断には，普通染色(conventional stain)を基本に細胞化学染色が診断をサポートすることが多い。本項では普通染色にメイ・グリュンワルド・ギムザ(May-grunwald-Giemsa：MG)染色，細胞化学染色にはペルオキシダーゼ[peroxidase (PO)]染色，periodic acid-schiff (PAS)染色，エステラーゼ[esterase (EST)]染色を中心に述べる。
　画像提示には末梢血を peripheral blood (PB)，骨髄を bone marrow (BM)，また顕微鏡の倍率も付記した。

I AMLの光顕的診断に重要なこと

1. AMLの診断基準

　AMLの診断基準は，従来のFAB分類(French-American-British Classification)を基本にWHO血液腫瘍分類(2000, 2007, 2017)が継承し，原則として骨髄所見に基づいて行うが，腫瘍性の芽球(以下，芽球；blast)のとらえ方が大きなポイントになる。最新の2017年版[1]を交えた芽球の所見は，①骨髄で20％以上，②芽球の比率は赤芽球の割合にかかわらず，全有核細胞(all nucleated cell)から求める，③アズール顆粒(azurophilic granule)をもたないもの，アズール顆粒を有するものがある，④アウエル小体[Auer body (rod)]の出現，⑤3％以上のPO染色陽性などである。なお，正常の芽球はアズール顆粒をもたないとされる。

2. 顆粒を有する芽球と前骨髄球の鑑別

アズール顆粒を有する芽球は，正常の前骨髄球(promyelocyte)との鑑別を要する(図1)。一般に，芽球は核がほぼ円形で中心に位置し，クロマチンの繊細さと明瞭な核小体が特徴である(図1a-1)。提示の芽球は図1a-2と重なり核が偏在したようにみえる(矢印)。顆粒を有する芽球の顆粒は通常微細なことが多いが，提示の芽球(図1a-2)のようにやや太めの場合は，核の中心性，クロマチンの繊細さと明瞭な核小体をポイントにして前骨髄球と鑑別する。一方，前骨髄球(図1b-1)はゴルジ野(Golgi area)の発達(矢印)によって核が極端に偏在し，クロマチン網工は粗顆粒状で核小体を有し，太めのアズール顆粒が特徴である。細胞分裂の旺盛な前骨髄球には移行型と思われる幼若型(図1b-2)がみられるが，核の大きさ，ゴルジ野がつかめないことが多い。

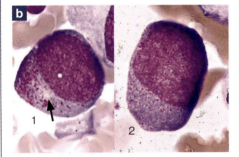

腫瘍性の骨髄芽球：アズール顆粒をもたない(a-1)，顆粒を有する(a-2)

正常の前骨髄球：前骨髄球(b-1)，幼若な前骨髄球(b-2)

BM-MG 染色，×1000

図1 腫瘍性の骨髄芽球(a)と正常の前骨髄球(b)
(筆者提供)

3. 正常の単球と腫瘍性の単球の鑑別

AMLの光顕的診断に避けてはとおれない細胞の1つに単球(monocyte)系がある。単芽球(monoblast)から前単球(promonocyte)そして単球への分化プロセスをとるが，正常な骨髄にみられるのは前単球と単球である。したがって，単球系の分化プロセスを習得するには分化型の急性単球性白血病(acute monocytic leukemia；AMoL；M5a，M5b)の病型が理解しやすい。ただし，M5bの単球は腫瘍性であり正常の単球とは異なる形態として認識する必要がある。正常の単球とM5bにおける腫瘍性の単球の鑑別について，私見を交えて図2に提示する。

正常の前単球(図2a，b)：直径約21 μm大，核形不整と微細なアズール顆粒が大きなポイントである。

正常の単球(図2c，d)：直径約17 μm大，小

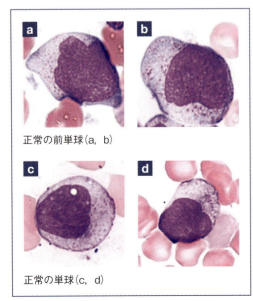

正常の前単球(a, b)

正常の単球(c, d)

図2 正常の単球と腫瘍性の単球の形態像
(筆者提供)

血液アトラス

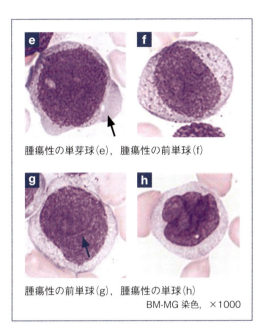

図2のつづき　正常の単球と腫瘍性の単球の形態像
(筆者提供)

型になり，核分葉が大きなポイントで，微細なアズール顆粒や空胞を認める。

単芽球(図2e)：直径16〜22μm，核はほぼ円形で中心に位置する。クロマチン網工は粗網状で明瞭な核小体を有し，好塩基性の細胞質にはアズール顆粒が少なく，舌状突起(blister projection，矢印)を有することがある。提示の細胞は核縁がギザギザ様であるが不整は認めない。

前単球(図2f, g)：直径15〜21μm，単芽球よりやや小さい。クロマチン網工は繊細網状で核小体を有し，核形不整がみられる。細胞質の好塩基性はやや薄れ，微細なアズール顆粒が出現する。提示の細胞は核内の切れ込み(矢印)がポイントである。核形不整については核縁が"リアス式海岸(rias shoreline)"様の歪な不整をとることもある。

単球(図2h)：直径13〜21μm，小型になりクロマチン網工は繊細で核小体はもたず，核の分葉傾向が顕著になる。細胞質の好塩基性は，さらに薄れ微細なアズール顆粒を認める。WHO血液腫瘍分類(2007)では，"abnormal monocyte (異常の単球)"として正常の単球とは一線を引いている。単球系の核染は一般に淡染性というイメージがあるが，それは正常の単球よりも腫瘍性の単球にいえるようである。

Ⅱ　AMLと鑑別を要するALLの芽球

AMLの芽球と鑑別を要する1つに急性リンパ芽球性白血病(acute lymphocytic leukemia：ALL)の芽球がある。AMLとALLでは，全く異なる治療が行われるため両型の鑑別は重要で，その第一関門を司るのはPO染色である。AMLの骨髄芽球とALLのリンパ芽球を図3に提示する。

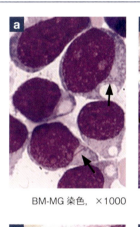
BM-MG染色, ×1000

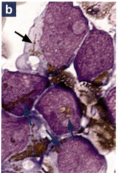
BM-PO染色, ×1000

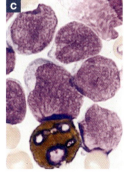
BM-MG染色, ×1000

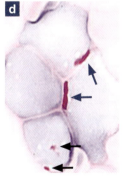
BM-PAS染色, ×1000

図3　AMLの芽球と鑑別を要するALLの芽球
AMLの骨髄芽球：アウエル小体(a矢印)，PO染色の核内陽性(b右青矢印)，PO染色陽性のアウエル小体(b矢印)，ALLのリンパ芽球：PO染色陰性(c)，PAS染色陽性(d)：塊状陽性(青矢印)，点状陽性(矢印)。

(筆者提供)

骨髄芽球：①核・細胞質(N/C)比が低い，②クロマチン網工は繊細網状，③明瞭な核小体，④PO染色が3％以上の陽性，⑤アウエル小体の出現(図3a矢印)，⑥骨髄系マーカーの発現などが診断づけられる。なお，PO染色の陽性は細胞質内の所見をもって判定する(図3b)が，核内にも存在することがある(図3b青矢印)。また，アウエル小体が陽性に染まることもある(図3b矢印)。

リンパ芽球：①N/C比が高い，②クロマチン網工は粗顆粒状，③核小体あり，④PO染色陰性(陽性率3％未満)(図3c)，⑤リンパ球系マーカー(lymphoid maker)の発現などが診断づけられる。なお，PAS染色が塊状(図3d青矢印)や点状(図3d矢印)に陽性を呈する場合には，リンパ芽球として強く支持できる。

III PO陰性AMLのナビゲート

AMLのなかには，PO染色に陰性の病型があることを認識しておきたい。PO染色は3％という低率陽性が診断基準にあるため，最も感度が高いとされるベンチジン誘導体(benzidine)を用いた方法を推奨する。PO陰性のAMLには，最未分化型AML (AML with minimal differentiation；M0)，急性単芽球性白血病(acute monoblastic leukemia；M5a)，未分化型赤白血病(pure erythroid leukemia；M6b)，急性巨核芽球性白血病(acute megakaryoblastic leukemia；M7)，がある。これらの四病型は形態，細胞化学染色，細胞マーカーの所見などからAMLとして診断される(図4)。

M0の診断(図4a)：芽球にアズール顆粒やアウエル小体を認めないことで，最未分化型として分類される。細胞マーカーで顆粒球抗原のCD13，CD33や幹細胞分化初期マーカーのCD34，CD117の発現が診断づけられる。電顕的には骨髄ペルオキシダーゼ(electron microscopic myeloperoxidase)が陽性になる。

M5aの診断(図4b)：80％以上を占める単芽球は，大型で明瞭な核小体や細胞質の舌状突起を有し，非特異的エステラーゼ(non-specific esterase：N-EST)のブチレート(butyrate) ESTやアセテート(acetate) ESTが強陽性を呈する。それらはフッ化ナトリウム(NaF)によって阻害され，単球系として証明される。単球系マーカーとしてCD4・CD14・CD11b・CD11c・CD64などが診断づけられる。

M6bの診断(図4c)：骨髄に未熟赤芽球(early proerythroblast)とされる腫瘍性の赤芽球が80％以上を占める。未熟赤芽球の形態は多様性

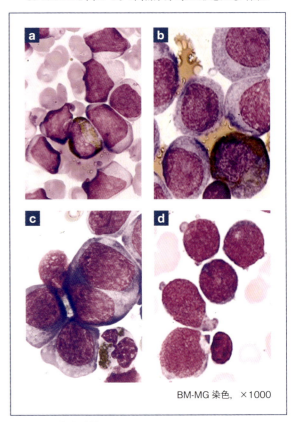

BM-MG染色，×1000

図4　PO染色陰性のAML
M0 (a)：アズール顆粒やアウエル小体を認めない骨髄芽球(中央，PO陽性対照の好中球)，M5a (b)：大型の類円形核に明瞭な核小体を認める単芽球(5時方向，PO陽性対照の幼若顆粒球)，M6b (c)：二核や好塩基性型が優位の未熟赤芽球(5時方向，PO陽性対照の好中球)，M7 (d)：核染が濃淡の芽球と水疱状や蕾状の突起を有する巨核芽球(5時方向，PO陽性対照の好中球)。

(筆者提供)

血液アトラス

で，大型で多核や細胞質に舌状突起を有し，PAS染色に顆粒状の陽性を呈することがある。赤芽球系マーカーは特異性を欠くが，carbonic anhydraseやgero抗体，CD36，glycophorin Aの発現に期待する。

M7の診断（図4d）：核染が濃淡を示す芽球が混在し，細胞膜に水疱(bleb)状や蕾(bud)状の突起を有する。血小板マーカーとしてCD41（Gp Ⅱb/Ⅲa），CD61（GpⅢa），CD42（GpⅠb）の発現が診断づける。電顕的には血小板ペルオキシダーゼ(electron microscopic plateletperoxidase)が陽性になる。

Ⅳ 形態異常から染色体・遺伝子異常の予測可能な病型

MG染色の形態分類と染色体の核型分析は，双方向性が期待できる形態検査と思われる。その裏づけとして，WHO血液腫瘍分類(2000)には「特定の遺伝子異常を有するAML」として4病型を記載したが，それらの形態所見は，特徴的な形態異常を示すものであった。その後，2007年から2017年にかけて新たな疾患を加えて，「反復性遺伝子を伴うAML」(recurrent genetic abnormalities)として記載した[1, 2]。本項では，そのなかから特徴的な形態異常を有するAMLを提示する（図5）[3, 4]。核形不整の芽球（図5a-1, 2），短いアウエル小体（図5a-2），アウエル小体と細胞質に好塩基性縁取りの骨髄球（図5a-3），好塩基性縁取りの好中球（図5a-4），複数のアウエル小体を有する好中球（図5a-5），図5a-3, 4はみかけ上の大きさを示す。正常の好中球（図5a-6），長いアウエル小体を有する芽球（図5b 矢印）。

1. AML-M2とM1から予測する8;21転座

正式な染色体核型異常と遺伝子変異は，t(8;21)(q22;q22)/*RUNX1-RUNX1T1*である。AMLの分化型(AML with maturation；M2)に多く，まれ

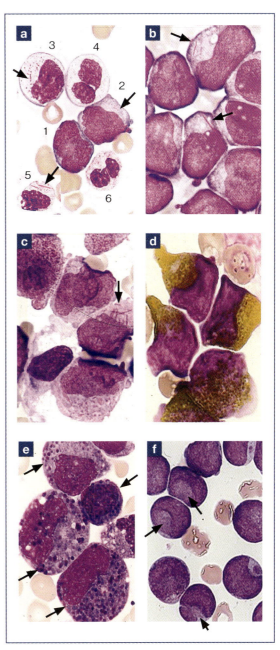

図5　形態異常から染色体・遺伝子異常の予測可能な病型
8;21転座/*RUNX1-RUNX1T1*変異（a）：分化型AML（M2），8;21転座/*RUNX1-RUNXT1*変異（b）：未分化型AML（M1），15;17転座/*PML-RARA*変異（c）：APL（M3），M3のPO強陽性所見（d），16逆位/*CBFB-MYH11*変異（e）：異常好酸球を伴うAML（M4Eo），*FLT3*-ITD変異（f）：カップ様芽球を伴うAML（M1）。

（筆者提供）

に未分化型 AML（AML without maturation；M1）にみられる。本型における芽球は，①大小不同性，②顕著な核形不整・明瞭な核小体，③アウエル小体の多様性（短い・長い・束状），④PO染色の強陽性などが特徴である。本型は増殖分化のスピードが速いとされ，未熟型にみられる細胞質の好塩基性が，骨髄球から好中球にかけて細胞質辺縁を縁取り，またアウエル小体を有することもある。ほかに，好中球に低分葉核（偽ペルゲル核）異常（pseudo Pelger-Huët anomaly）や低顆粒などの骨髄異形成症候群（myelodysplastic syndrome：MDS）様の形態異常を認める。一方，M1 では未分化型として 90％以上の芽球に着目し，前述した芽球の形態所見をポイントにして診断する。本型は AML の 5％，M2 の 20～30％にみられ予後良好とされる。

2. APL（M3）から予測する 15;17 転座

正式な染色体核型異常と遺伝子変異は，t(15;17)(q22;q12)/*PML-RARA* が標準転座として 95％にみられる。APL（acute promyelocytic leukemia；急性前骨髄球性白血病）の主役は異常の前骨髄球（以下，APL 細胞）であり，複数のアウエル小体を有するファゴット細胞（faggot cell，**図 5c 矢印**）や PO 染色の強陽性（**図 5d**）がポイントになる。また，顆粒球マーカーのCD33 が強度で，CD34 と HLA-DR の発現が弱いことも特徴である。本型の RARA が関与する変異型転座には，ほかに *RARA-PLZF*，*RARA-NPM*，*RARA-NuMA* が存在することを認識する。本型はオールトランス型レチノイン酸（all-trans retinoic acid：ATRA）療法が延命効果につながる。

3. AML-M4Eo から予測する 16 番染色体逆位

正式な染色体核型異常と遺伝子変異は，inv(16)(p13.1q22) または t(16;16)(p13.1;q22)/*CBFB-MYH11* である。M4Eo とは，急性骨髄単球性白血病（acute myelomonocytic leukemia；M4）を基本に，異常の好酸球の増加（eosinoophilia）を伴う病型（M4 with abnormal eosinophil）である。異常好酸球（abnormal eosinophil）とは，骨髄に大型で黒紫色の粗大顆粒を有する異常クローンを持ち合わせた好酸球（**図 5e**）で，PAS 染色やクロロアセテート（chloroacetate）EST 染色に強陽性を呈する。正常の幼若好酸球（juvenile eosinophil）とは一線を引く。本型は AML の 5～8％にみられ予後良好とされる。

4. AML から予測する *FLT3*-ITD 遺伝子変異

未分化型 AML のなかに，芽球の核内が 25％以上えぐられた"カップ様（cup like）"の芽球が 10％以上を占める病型がある[5]。一般に白血球数が著増し，一部に顆粒を有する芽球を認め，HLA-DR の陰性例が多い。本型では，このカップ様の芽球（**図 5f 矢印**）がポイントであり（5 時方向は核片の封入体），AML の約 30％，APL では約 45％にみられる。なかでも，*FLT3*-ITD 遺伝子変異を有する AML は予後不良とされる。提示病型以外に 9;11 転座〔t(9;11)〕/*MLLT3-MLL*…AMoL，6;9 転座〔t(6;9)〕/*DEK-NUP214*…好塩基球増加と多血球の異型性を伴う AML，3 番染色体逆位/*RPN1-EVI1*…*de novo* AML または MDS から移行した AML，1;22 転座〔t(1;22)〕/*RBM15-MKL1*…急性巨核芽球性白血病などが記載されている。

V 見逃してはいけない末梢血の APL 細胞

IV〔2. APL（M3）から予測する 15;17 転座〕に続き，APL の再登場である。本型は，過剰な線溶亢進を伴い，播種性血管内凝固（disseminated intravascular coagulation：DIC）をきたし，出血による脳出血（cerebral hemorrhage）や肺出血（pulmonary hemorrhage）を特徴とする疾患であるため，初診時に遭遇する末梢血では見逃しが

血液アトラス

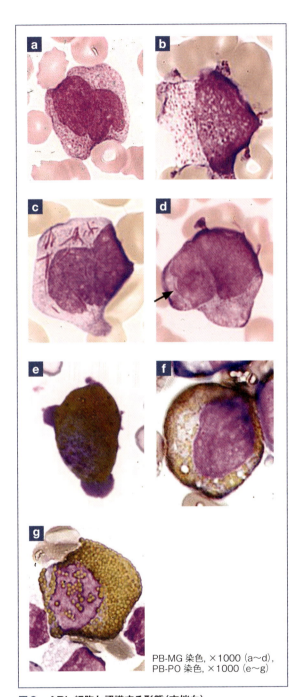

PB-MG 染色，×1000 (a～d),
PB-PO 染色，×1000 (e～g)

図6 APL細胞と認識する形態（末梢血）
(筆者提供)

許されない病型である。まずは，APL細胞の特徴でもあるアウエル小体のファゴット細胞やPO染色の強陽性(細胞質1面の染まり)を堅実にとらえることである。汎血球減少(pancytopenia)例の場合は，末梢血液像にて低～中倍率(200・400倍)で，APL細胞をくまなく探すことである。このときすでに，骨髄はAPL細胞で満たされているが，早期の発見が分化誘導療法のATRA療法によって，予後良好へ導くことになる。末梢血のAPL細胞に関連する形態を設問として，図6に提示する。

末梢血のMG染色（図6a～d），PO染色［ベンチジン法(benzidine method)，図6e～g］を示す。顕著な核形不整とやや繊細なクロマチン網工，そして微細なアズール顆粒を有するAPL細胞である（図6a）。類円形核で核偏在性，粗顆粒状のクロマチン網工や粗大なアズール顆粒を有する正常の前骨髄球である（図6b）。核形不整とやや繊細なクロマチン網工，そして複数のアウエル小体(ファゴット)が特徴的なAPL細胞である（図6c）。顕著な核形不整とやや繊細なクロマチン網工，そして微細なアズール顆粒を有し，8時方向(矢印)に単一のアウエル小体を有するAPL細胞である。APL細胞に共通することは，比較的にアズール顆粒が細かいことである（図6a, c, d）。

APL細胞はPO染色の強陽性を確認し，類似の前単球については，PO染色の陰性から弱陽性を確認する。

PO染色で核が隠れるほど，細胞質一面に強陽性を呈したAPL細胞である（図6e）。PO染色で，細胞質にまだらな陽性を呈した正常の前骨髄球である（図6f）。PO染色で，細胞質から核内に粗大な顆粒状の強陽性を呈した幼若好酸球(好酸性前骨髄球)で，顆粒の太さがポイントである（図6g）。APL細胞の形態は，図6a, c～eである。

89

Ⅵ　EST単染色が有効な急性単芽球性白血病（M5a）

　M5aは，骨髄で単芽球が全単球の80％以上を占める低分化型（poorly differentiated）とされる。単芽球については前述したが，豊富な細胞質に核はほぼ円形で明瞭な核小体を有し，アズール顆粒はまれに認める。PO染色は陰性で，非特的EST（ブチレートまたはアセテート）染色が強陽性を呈し，その陽性所見はNaFで阻害され，単球系として動かぬ証拠となる（図7）。

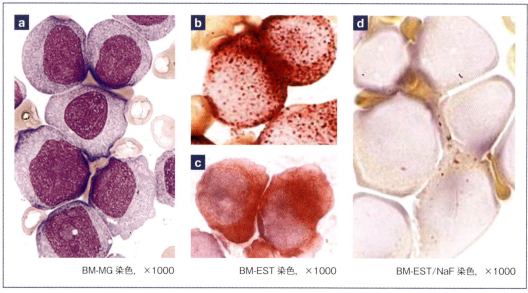

BM-MG染色，×1000　　BM-EST染色，×1000　　BM-EST/NaF染色，×1000

図7　EST単染色が有効な急性単芽球性白血病
　単芽球（a）：低分化型の単芽球，ブチレートEST陽性の単芽球（b）：顆粒状陽性，アセテートEST陽性の単芽球（c），びまん性陽性 NaFによる阻害所見（d）。

（筆者提供）

血液アトラス

VII 背景の形態所見から教えられた病型

顕微鏡下で白血病の光顕的診断を行う場合，目線は腫瘍細胞にあり，背景にまで目が届かないことがある。

白血病細胞には生体の調節能を逸脱し，自律性増殖が主流のなか，一部の分化能を予測した2例を提示する（**図8**）。

1. 急性巨核芽球性白血病（M7, 図8a）

増加する芽球の形態は大小不同で，顕著な核形不整や明瞭な核小体を認め，クロマチン網工はやや粗網状である。

背景に目を配ると，他の造血細胞は抑制され，小型の低分葉核の形態異常を示す巨核球（**矢印**）が散見されたことから，芽球と同じグループとして巨核芽球と予測した。

PO染色は陰性で，血小板系マーカーが証明され，M7と診断された。

2. 未分化型赤白血病（M6b, 図8b）

増加する芽球は大型で，N/C比がやや高く類円形核で，クロマチン網工は粗網状，好塩基性の細胞質には明瞭な空胞を認める。

背景に目を配ると，他の造血細胞は抑制され，核異型性を有する赤芽球（**矢印**）が散見されたことから，芽球と同じグループにして未熟赤芽球と予測した。

PO染色は陰性で，赤芽球系マーカーが証明された。また，骨髄培養の培養細胞にエリスロポエチンの添加によってコロニー形成能がみられ，M6bと診断された。

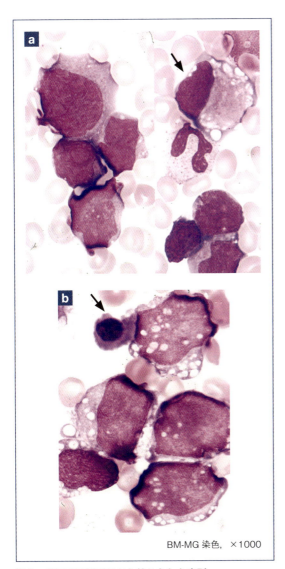

BM-MG染色，×1000

図8 背景の形態所見から教えられた病型
　急性巨核芽球性白血病（M7）芽球の背景に潜在する小型の巨核球（a矢印），未分化型赤白血病（M6b）芽球の背景に潜在する異型性の赤芽球（b矢印）。

（筆者提供）

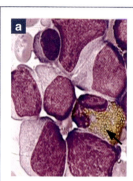
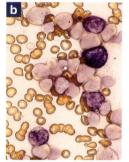
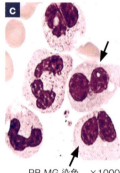
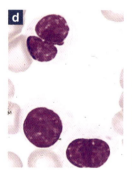
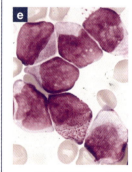
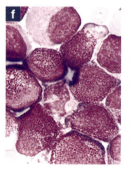

図9　末梢血／骨髄像
　AML-M0 の PO 染色(a)，AML-M4 の EST 二重染色(b)，APL の ATRA 療法中の MG 染色(c)，DIC 所見あり，PO 染色は強陽性，HLA-DR(-)(e)，DIC 所見あり，PO 染色は陽性，HLA-DR(-)(f)。

（筆者提供）

Ⅷ　末梢血／骨髄像の Q & A

1. 設問および解説

　Q & A 方式による末梢血および骨髄像の設問を下記に提示する。

- あの画像になにか問題はありますか（**図9a**）。
- この所見になにか問題はありますか（**図9b**）。
- 好中球になにか変化はみられますか（**図9c**）。
- なんの細胞でどのように報告しますか（**図9d**）。
- 考えられる病型はなにですか（**図9e**）。
- 考えられる病型はなにですか（**図9f**）。

　M0 の病型で，芽球の PO 染色が陰性を訴えたものであるが，陽性対照の好酸球（**矢印**）に問題がある。通常，好中球の PO 活性は経時的に失活するが，好酸球は内因性 PO 活性が強く経時的に変化は少ないとされる。したがって，本例が古い検体であることも考えられ，芽球の陰性所見に疑問が残る。対策として，好中球を陽性対照にすれば，新鮮標本と芽球の真の陰性が証明される（**図9a**）。

　M4 は，顆粒球系と単球系が混在する病型であり，EST 二重染色で単球系はブチレート EST に茶褐色の顆粒状陽性を呈する。本例は，クロロアセテート陽性の顆粒球（青色）のみの陽性で，単球はブチレート陰性として診断される。M4 では，ブチレート陰性例が約30％にみられるとされ，単球の証明には，PO 染色の陰性から弱陽性がそれを解決する（**図9b**）。

　APL の分化誘導（ATRA）療法にみられた，みかけ上の好中球の判定が問題になる。ATRA 療法にて，APL 細胞から分化誘導された好中球は，正常（左3個）に比べるとやや大きく，核は丸みを帯びて，細胞質は軽度な好塩基性がみられる（**矢印**）。確証には PO 染色の細胞質1面の強陽

性所見が有効になる(図9c)。

低分葉核(偽ペルゲル核)低中球(nuclear hypolobation neutrophil), 低顆粒好中球(hypogranular neutrophil)である。3個とも裸核状であるが, 鏡検下では, わずかながら細胞質を認める。下段の2個の細胞は一見リンパ球を思わせるが, クロマチン結節が強度なこと, また, PO染色が陽性(リンパ球は陰性)になることで鑑別できる。本例はMDSの症例で, 多くは低分葉(下段)であるが, 2分葉(上段)もみられる(図9d)。

骨髄で増加する芽球は, 核形不整が顕著で全般に低顆粒気味である。DIC所見, PO染色の強陽性, HLA-DR(-)の所見からAPLで顆粒が少ないタイプを思わせる。周囲には少数ながらファゴット細胞を認め, t(15;17)/*PML-RARA*が証明され, 微細顆粒型APLと診断された。核形不整や顆粒減少から単球系も考えられるが, PO染色の強陽性が合致しない(図9e)。

骨髄で増加する芽球は, 顆粒が豊富でDIC所見があり, PO染色が陽性, HLA-DR(-)の所見からAPLが考えられた。しかし, ファゴット状のアウエル小体はみられず, PO染色の陽性態度はそれほど強度ではなく, *PML-RARA*, *RARA*変異型は証明されなかった。結局, 病型分類不明で診断に苦慮した予後不良のAMLであった(図9f)。

2. 報告法 (私案, 図9c, d)

APLの治療中のみかけ上の好中球や低分葉核・低顆粒好中球の形態異常については, 末梢血液像報告書の正規枠分類枠には該当しないので, "other"と"comment"枠を有効利用する。たとえば, "other"に割合(%)を記入し, "comment"に"分化誘導好中球"や"低分葉核好中球"を記載し報告することである。なお, 記載用語については, 施設内で決めることになる。

3. まとめ

AMLの形態診断には, 光顕的手法として良好な塗抹や綺麗な染色のもと, 数量的変化や質的変化の情報を取得する読解力や観察力が求められる。それらの形態情報を形態診断に生かすには, 形態目視録の集積に取り組み, 細胞の判別法や疾患の診断法に伴うアルゴリズムの追究と確立が急務である。一方, 形態所見から予測可能な染色体や遺伝子変異については, 芽球が分化した分化型の病型はとらえやすいが, 未分化型の病型は特徴が乏しく, 形態所見からとらえるのは困難である。分化型AMLについては, データの集積を重ね, 未分化型AMLについては, 新しい遺伝子変異の登場を待ちながら, 臨床情報ならびに形態情報を駆使し, AMLの光顕的診断の向上を図ることである。

文献

1) Swerdlow SH, Campo E, Harris NL, et al (eds): WHO Classification of Tumours of Haematopoietic and Lymphoid Tissues (World Health Organization Classification of Tumours). p130-149, World Health Organization, Lyon, 2017
2) Swerdlow SH, Campo E, Harris NL, et al (eds): WHO Classification of Tumours of Haematopoietic and Lymphoid Tissues (World Health Organization Classification of Tumours). p110-123, World Health Organization, Lyon, 2007
3) 阿南建一, 三浦偉久男:形態異常の定義は? p23-33, 280p, 白血病診療Q&A(松村到 編著), 中外医学社, 東京, 2015
4) 清井仁, 直江知樹:急性骨髄性白血病および関連前駆細胞性腫瘍. p125-141, 432p, WHO分類第4版による白血病・リンパ系腫瘍の病態学(押味和夫 監, 木崎昌弘, 田丸淳一 編著), 中外医学社, 東京, 2009
5) Kussick SJ, Stirewalt DL, Yi HS, et al: A distinctive nuclear morphology in acute myeloid leukemia is strongly associated with loss of HLA-DR expression and FLT3 internal tandem duplication. Leukemia 18: 1591-1598, 2004

Clinical trial 知っておくべき最新臨床試験

伊豆津 宏二
Koji Izutsu
国立がん研究センター
中央病院血液腫瘍科 科長

> 若年者の未治療CLLに対するイブルチニブ・リツキシマブ併用療法とリツキシマブ併用化学療法のランダム化比較第Ⅲ相試験（ECOG-ACRIN E1912試験）

Ⅰ 背景

慢性リンパ性白血病(chronic lymphocytic leukemia：CLL)は，欧米では白血病のなかで最も患者数の多い疾患であるが，日本人での罹患数は数分の1以下に止まり，わが国の血液内科医にとって診療の機会は少ない。最近，CLLに対する新規治療薬が次々と開発され，CLLに対する治療体系が変わりつつある。新規治療薬は，当初，再発・難治性CLLに対する治療選択肢と位置づけられていたが，最近は未治療例に対する治療での役割を示す臨床試験の結果が次々と発表されている。

フルダラビン，シクロホスファミド(CPA)，リツキシマブ併用療法(FCR)は，これまで，未治療CLLに対する治療として最も効果が高い治療と考えられてきた。最近，わが国でも，CLLに対するリツキシマブの適応が承認され，海外と同様にFCR療法が行えるようになった。FCR療法は，骨髄抑制など副作用が強いため，対象は若年者(65歳未満)や年齢で区分しない場合は，併存症・臓器障害が少ない患者に限定される。具体的にはcumulative illness rating scale (CIRS)が十分低い患者や，腎機能が正常な患者が対象となる。ドイツCLL研究グループ(German CLL Study Group)が行ったCLL8試験で，CIRS≦6かつクレアチニンクリアランス>70 mL/minの患者を対象として，FCR療法とフルダラビン，CPA併用療法(FC)を比較したところ，前者のほうが無増悪生存期間だけではなく，生存期間の点でも優れていた[1]。CLLを対象とした試験で，生存期間に差がみられたものはそれまでなかったため，大きなインパクトのある結果であり，若年者の未治療CLLにおいて，FCR療法が標準的治療として確立した。さらに，FCR療法を開発したThe University of Texas MD Anderson Cancer Center(米国)の第Ⅱ相試験の長期フォローアップ(観察期間中央値12.8年)では，免疫グロブリン重鎖遺伝子(immunoglobulin heavy chain variable region genes：IGHV)変異ありの患者

のサブグループで無増悪生存割合（progression free survival：PFS）53.9 %で，PFS 曲線が平坦化していた[2]。すなわち，これまで CLL は化学療法により治癒することはないと考えられていたが，少なくとも一部の患者で治癒が得られることを示唆する結果である。

First-in-class のブルトン型チロシンキナーゼ（Bruton's tyrosine kinase）阻害薬であるイブルチニブは，すでに未治療例を含めて CLL に対する適応が国内外で承認されているが，これは 65 歳以上の高齢者の未治療 CLL を対象としたランダム化第Ⅲ相試験（RESONATE-2 試験）の結果に基づくものである[3]。一方，若年者の未治療 CLL を対象として，従来の標準的治療である FCR 療法とイブルチニブを比較する試験は，これまで報告されていなかった。米国の多施設研究グループ（ECOG-ACRIN National Clinical Trials Network）が，若年者の未治療 CLL を対象として，FCR 療法とイブルチニブ・リツキシマブ併用（IR）療法を比較するランダム化第Ⅲ相試験を行い，最近，その結果が報告された[4]。ここではこの試験の結果を紹介し，その意義を述べたい。

Ⅱ 対象患者と方法

この試験の対象は，未治療 CLL または小リンパ球性リンパ腫の患者のうち，70 歳以下で，International Workshop on CLL（IWCLL）の治療開始基準に該当する患者である。ただし，FCR 療法の効果が得られにくいことが知られている 17p 欠失を有する患者は除外された。

登録された患者は，IR 療法と FCR 療法に 2：1 の割合でランダム化割付されたが，年齢（<60 歳，60～70 歳），身体活動度（0 または 1，2 以上），Rai ステージ（0 - Ⅱ，Ⅲ - Ⅳ），11q22.3 欠失の有無が割付調整因子とされた。

FCR 療法は従来の報告どおりで 6 サイクル，IR 療法ではイブルチニブ 420 mg/日を疾患進行か許容できない副作用がみられるまで継続し，リツキシマブは 2 サイクル目から開始し，1 日目 50 mg/m^2，2 日目 325 mg/m^2，3 サイクル目からは 1 日目に 500 mg/m^2 が投与された。両群とも，治療開始から 1 年間ニューモシスチス肺炎，帯状疱疹の予防が行われた。

主要評価項目は PFS で，ハザード比が 0.67 以下であることを検出力 80 %，片側有意水準 2.5 %で示すことができるように症例数が設定された。

Ⅲ 結果

■ 1. 無増悪生存割合（主要評価項目）・生存割合

2014 年 3 月から 2016 年 6 月までの期間に 529 人の患者が登録され，354 人が IR 療法，175 人が FCR 療法に割り付けられた。米国 FDA（Food and drug Administration）からの助言に基づき，あらかじめ設定された中間解析は初回が 2018 年 9 月に行われ，経過観察期間中央値 33.6 カ月で，IR 療法と FCR 療法で 3 年 PFS 割合 89.4 % vs. 72.9 %で，IR 療法のほうが優れていた（ハザード比 0.35，95 %信頼区間 0.22～0.56，$p<0.001$）。3 年生存割合も，98.8 % vs. 91.5 %で IR 療法のほうが優れていた（ハザード比 0.17，95 %信頼区間 0.05～0.54，$p<0.001$）。死因は，IR 療法で 4 人中 1 人が CLL の増悪，FCR 療法で 10 人中 4 人が CLL の増悪（うち 1 人は感染症を合併），2 人が急性骨髄性白血病であった。

■ 2. PFS サブグループ解析

PFS について，予定されたサブグループ解析では，年齢，性別，Rai ステージにかかわらず IR 療法のほうが優れていた。また，IGHV 変異なしの患者（281 人）では，IR 療法の PFS が優

れていたが, IGHV 変異ありの患者(114 人)では, PFS の有意差はみられなかった(3 年 PFS 割合 87.7 % vs. 88.0 %)。

■ 3. 奏効割合・MRD 陰性化割合

身体所見によって判断された奏効割合は, IR 療法のほうが優れていたが(95.8 % vs. 81.1 %), CT スキャンと骨髄の中央判定による完全奏効割合は, IR 療法のほうが低かった(17.2 % vs. 30.3 %)。

12 カ月時点での微小残存病変(minimal residual disease：MRD)陰性化割合も IR 療法のほうが低かった(8.3 % vs. 59.2 %)。

■ 4. 安全性

Grade 3 以上の有害事象の頻度は両群で同等であった。Grade 3 以上の好中球減少症(25.6 % vs. 44.9 %), 感染性合併症(10.5 % vs. 20.3 %)の頻度は IR 療法のほうが低く, grade 3 以上の高血圧(18.8 % vs. 8.2 %)の頻度は IR 療法のほうが高かった。Grade 3 以上の出血イベントは IR 療法で 4 人みられたが, FCR 療法ではみられなかった。

IR 療法では, 心房細動(atrial fibrillation：AF) 13 件を含め 23 人で grade 3 以上の心臓イベントがみられたが, FCR 療法では 3 人で, うち AF は 2 件であった。すべての grade の AF は IR 療法で 26 人(7.4 %), FCR 療法では 5 人(3.2 %)にみられた。

Ⅳ　結果の解釈

この試験により, 若年者の未治療 CLL でのイブルチニブを含む治療の有用性が示唆された。主要評価項目の PFS のみではなく, 経過観察期間は短いものの生存期間でも IR 療法群が優れていることから, 今後, 治療を必要とする未治療 CLL では若年者でも, イブルチニブが積極的に選択されるようになると考えられる。一方, 今回の試験結果からも明らかなように, IR 療法はリツキシマブ併用化学療法と比べて深い奏効を得ることはむしろ少なく, イブルチニブは治療効果が続き, かつ大きな副作用がみられない限り, 長期間継続することが必須である。よって, 高額な薬剤費(現在, イブルチニブのわが国の薬価は 1 日分約 30,000 円)やドラッグホリデーがないことに対する患者の経済的および精神的な負担は大きいと思われる。また, grade 3 以上の全有害事象の頻度はほぼ同等で, IR 療法が FCR 療法より必ずしも安全な治療とは言い切れない。予想どおり, IR 療法で血液毒性や感染症は少ない一方で, 出血や心毒性が多い点には注意が必要である。生存期間のベネフィットが示されたという点でインパクトは大きいが, この試験結果を実地診療に反映させる場合, その対象の選択や方法について, 考慮すべき点がいくつかあると考えられる。

■ 1. IGHV 変異ありの患者はどうするか

若年者の未治療 CLL で IGHV 変異ありの場合, FCR 療法により約半数の患者で 10 年以上の無増悪生存が示されており, 治癒が得られるのではないかと期待されている[2]。さらに, この E1912 試験のサブグループ解析では, PFS の有意差が示されなかった。IGHV 変異なしの患者では, 初回治療としてイブルチニブが優先される選択となりうるが, 変異ありの場合には FCR 療法は有力な治療選択肢として残るだろう。この点で, CLL 診断時あるいは治療が必要となった際の IGHV 変異の検査の意義は大きい。

■ 2. リツキシマブ併用の意義

この試験ではイブルチニブ単剤の群は設定さ

れなかったため，イブルチニブ単剤がFCR療法と比較してどうかについて直接の答えはない。この試験は，治験(registration trial)ではなかったので，国内外の添付文書上の用法・用量に「未治療CLLに対するイブルチニブ・リツキシマブ併用療法」が明記される可能性は低い。一方，高齢者(65歳以上)の未治療CLL患者を対象としたAlliance A041202試験では，ベンダムスチン・リツキシマブ併用療法，IR療法，イブルチニブ単剤療法の比較で，2年PFS割合は74％，88％，87％で，後二者に差がみられ[5]，イブルチニブにリツキシマブを併用するベネフィットはみられなかった。患者の対象年齢も対照群の化学療法も異なるので，この試験結果を単純に外挿できないかもしれない。英国で行われている第Ⅲ相試験(FLAIR試験，ISRCTN01844152)では，若年者未治療CLLを対象として，IR療法，FCR療法に加えて，イブルチニブ単剤療法，イブルチニブ・ベネトクラクス併用療法を比較しているので，この試験結果により，リツキシマブ併用の意義が今後明確になるかもしれない。

　主に高齢者の未治療CLLを対象とした，BCL2阻害薬ベネトクラクスと抗CD20抗体オビヌツズマブ併用療法とクロラムブシル・オビヌツズマブ併用療法のランダム化第Ⅲ相試験結果を受けて[6]，海外では，未治療CLLに対する治療選択肢にベネトクラクスが含まれるようになった。ベネトクラクスでは深い奏効が得られるため，期間限定治療が可能というメリットがある。若年者の未治療CLLでのイブルチニブ，ベネトクラクス，抗CD20抗体のそれぞれの役割がどうなるか，今後の臨床試験の結果にかかっている。

文献

1) Hallek M, Fischer K, Fingerle-Rowson G；International Group of Investigators；German Chronic Lymphocytic Leukaemia Study Group, et al：Addition of rituximab to fludarabine and cyclophosphamide in patients with chronic lymphocytic leukaemia: a randomised, open-label, phase 3 trial. Lancet **376**：1164-1174, 2010
2) Thompson PA, Tam CS, O'Brien SM, et al：Fludarabine, cyclophosphamide, and rituximab treatment achieves long-term disease-free survival in IGHV-mutated chronic lymphocytic leukemia. Blood **127**：303-309, 2016
3) Burger JA, Tedeschi A, Barr PM；RESONATE-2 Investigators, et al：Ibrutinib as initial therapy for patients with chronic lymphocytic leukemia. N Engl J Med **373**：2425-2437, 2015
4) Shanafelt TD, Wang XV, Kay NE, et al：Ibrutinib-rituximab or chemoimmunotherapy for chronic lymphocytic leukemia. N Engl J Med **381**：432-443, 2019
5) Woyach JA, Ruppert AS, Heerema NA, et al：Ibrutinib regimens versus chemoimmunotherapy in older patients with untreated CLL. N Engl J Med **379**：2517-2528, 2018
6) Fischer K, Al-Sawaf O, Bahlo J, et al：Venetoclax and obinutuzumab in patients with CLL and coexisting conditions. N Engl J Med **380**：2225-2236, 2019

索引

和文

あ

アウエル小体 …………………… 83, 85, 87
悪性黒色腫 ……………………………… 50
アズール顆粒 ………… 83, 84, 85, 89
アセテート …………………………… 86, 90

い

異常好酸球 ……………………………… 88
移植片対宿主病 ………………… 23, 37
一本鎖抗体 ……………………………… 35
イブルチニブ・リツキシマブ併用療法 … 94

え

エステラーゼ …………………………… 83
エルトロンボパグ ……………………… 55
炎症性樹状細胞 ………………………… 49

お

オールトランス型レチノイン酸 ……… 88

か

芽球 ………………………………… 83, 84
活性化 B 細胞型 ………………………… 65
活性型インテグリン β 7 …………… 41
カップ様 ………………………………… 88
滑膜肉腫 ………………………………… 31
顆粒球造血 ……………………………… 77

き

偽ペルゲル核異常 ………………… 88, 93
キムリア® ……………… 12, 13, 37, 38
キメラ抗原受容体 ……………………… 35

―― T 細胞療法 ………………………… 35
急性巨核芽球性白血病 …………… 86, 91
急性骨髄性白血病 ………… 41, 82, 83
急性骨髄単球性白血病 ………………… 88
急性単芽球性白血病 ……………… 86, 90
急性単球性白血病 ……………………… 84
急性白血病 ……………………………… 80
急性リンパ芽球性白血病 ……………… 35
急性リンパ性白血病 …………………… 11
巨核球造血 ……………………………… 78
巨赤芽球性貧血 ………………………… 76

く

クロロアセテートエステラーゼ ……… 88

け

形質細胞様樹状細胞 …………………… 47
血管内大細胞型 B 細胞リンパ腫 …… 63
結節硬化型古典的ホジキンリンパ腫 … 20
ゲムツズマブ オゾガマイシン ……… 42
原発性骨髄線維症 ……………………… 78
原発性中枢神経系 ……………………… 63

こ

高 LDH 血症 …………………………… 64
抗原提示（細胞）………………… 46, 47
光顕的診断 ……………………………… 83
国内多施設共同第Ⅱ相試験 …………… 68
骨髄 ……………………………………… 83
骨髄異形成症候群 ………………… 32, 88
骨髄形質細胞 …………………………… 80
骨髄腫 ……………………………… 80, 81
骨髄腫形質細胞 ………………………… 41
骨髄腫前駆細胞 ………………………… 41
骨髄増殖性腫瘍 ………………………… 71
古典的ホジキンリンパ腫 ………… 19, 21

ゴルジ野…………………………	84	**た**	
さ		多発性骨髄腫………………………	41
再生不良性貧血……………………	55	単芽球……………………… 84,85,	90
サイトカイン放出症候群……… 15,37,	39	単球……………………………… 84,	85
細胞傷害性 T 細胞 ………………	41	**ち**	
最未分化型 AML …………………	86	チサゲンレクルユーセル… 35,37,38,	44
し		中枢神経浸潤再生…………………	12
重症再生不良性貧血………………	55	**て**	
従来型樹状細胞……………………	48	低顆粒好中球………………………	93
腫瘍関連抗原………………………	51	低ガンマグロブリン血症…………	37
腫瘍抗原……………………………	49	低分化型……………………………	90
腫瘍浸潤リンパ球…………………	28	低分葉核好中球……………………	93
主要組織適合抗原複合体…………	26	電顕的血小板ペルオキシダーゼ…	87
腫瘍崩壊症候群……………………	69	電顕的骨髄ペルオキシダーゼ……	86
上皮系腫瘍…………………………	31	**と**	
神経毒性……………………………	39	同種造血幹細胞移植………………	23
真性多血症…………………………	71	トシリズマブ………………………	37
す		トロンボポエチン受容体作動薬…	56
水疱状……………………………86,	87	**に**	
せ		二次性骨髄線維症…………………	73
赤芽球造血…………………………	76	**ね**	
舌状突起……………………………	85	ネオ抗原……………………………	51
前骨髄芽球性白血病………………	82	**の**	
前骨髄球……………………………	84	脳出血………………………………	88
前単球………………………… 84,	85	**は**	
全有核細胞…………………………	83	肺出血………………………………	88
そ		胚中心 B 細胞型 …………………	65
造血幹細胞移植……………………	73	ハイドロキシウレア………………	72
造血器腫瘍…………………………	32	播種性血管内凝固…………………	88
奏効割合……………………………	96		

99

汎血球減少	89
反復性遺伝子異常	87

ひ

微小残存病変	96
非特異的エステラーゼ	86
非ホジキンリンパ腫	35
びまん性大細胞型 B 細胞リンパ腫	14, 62

ふ

ファゴット細胞	88
副作用マネジメント	15
ブチレート	86, 90
普通染色	83
フッ化ナトリウム	86
ブリナツモマブ	12
ブルトン型チロシンキナーゼ	95
分化型 AML	87, 93

へ

ベネトクラクス	97
ペルオキシダーゼ	83
ベンチジン法	89
ベンチジン誘導体	86
ペンブロリズマブ	22

ほ

本態性血小板血症	71

ま

末梢血	83, 88, 92
慢性リンパ性白血病	62, 94
マントル細胞リンパ腫	62

み

未熟赤芽球	86

未分化型 AML	87, 93
未分化型赤白血病	86, 91

む

無増悪生存割合	95

め

メイ・グリュンワルド・ギムザ	83
メラノーマ	30
免疫寛容	47
免疫グロブリン重鎖遺伝子	94
免疫チェックポイント阻害剤	18

ゆ

ユニバーサル CAR-T	10

よ

幼若好酸球	88, 89

ら

蕾状	87

り

リアス式海岸	85
リツキシマブ併用化学療法	94
リンパ球系マーカー	86

る

ルキソリチニブ	74

欧文

A

AA	55
ABC	65
abnormal eosinophil	88
abnormal localization of immature precursor	77
abnormal monocyte	85
acetate	86
activated B-cell type	65
acute lymphoblastic leukemia	11, 35
acute megakaryoblastic leukemia	86
acute monoblastic leukemia	86
acute monocytic leukemia	84
acute myelogenous leukemia	41, 82, 83
acute myelomonocytic leukemia	88
acute promyelocytic leukemia	82
ALIP	77
ALL	11, 35
Alliance A041202	97
all nucleated cell	83
all-trans retinoic acid	88
AML	41, 82, 83
—— with maturation	87
—— with minimal differentiation	86
—— without maturation	88
AMoL	84, 88
APL	82
aplastic anemia	55
Armored CAR	42
ATRA	88
Auer body (rod)	83
AVD 療法	23
axicabtagene ciloleucel	37
azurophilic granule	83

B

B 細胞性急性リンパ芽球性白血病	40
B 細胞性造血器腫瘍	37
B-ALL	40
B-cell acute lymphoblastic leukemia	40
B-cell maturation antigen	41
BCMA	41
benzidine	86
—— method	89
BiTE	42
blast	83
bleb	87
blister projection	85
BM	83
bone marrow	83
Bruton's tyrosine kinase	95
bud	87
butyrate	86

C

c-MPL	56
CAR	26, 35
carbonic anhydrase	87
CARD11	66
CAR-T	8, 26
—— 細胞療法	8
CARTITUDE-1	41
CBFB-MYH11	87
CD4	86
CD5 陽性びまん性大細胞型 B 細胞リンパ腫	62
CD11b	86
CD11c	86

101

CD13	86
CD14	86
CD19-CAR-T 療法	35, 37, 38
CD22	40
CD28	9, 10
CD33	42, 86
CD34	86
──── 陽性芽球	78
CD36	87
CD40	42
CD41	87
CD42	87
CD61	87
CD64	86
CD79B	66
CD80 pathway	19
CD117	86
central nervous system	63
cerebral hemorrhage	88
CheckMate-205	20
CheckMate-812	23
chimeric antigen receptor	26, 35
cHL	19
chloroacetate esterase	88
chronic lymphocytic leukemia	62, 94
CIRS	94
classical Hodgkin lymphoma	19
CLL	62, 94
CLL8	94
CNS	63
common variant	65
conventional stain	83
CRS	15, 37
CTL	41
CTLA4-CD28	19
cumulative illness rating scale	94
cup like	88
CYTO-PV	72
cytokine release syndrome	15, 37
cytotoxic T lymphocyte	41

D

DA-EPOCH-R	68
de novo AML	88
DEK-NUP214	88
DIC	88
diffuse large B-cell lymphoma	14, 62
DIPSS-Plus	73
disseminated intravascular coagulation	88
DLBCL	14, 62
dual CAR	43
dynamic IPSS	73

E

early proerythroblast	86
ECOG-ACRIN E1912	94
ECOG-ACRIN National Clinical Trials Network	95
ELIANA	38
electron microscopic myeloperoxidase	86
electron microscopic plateletperoxidase	87
eltrombopag	55
EPAG	55
essential thrombocythemia	71
esterase	83
EST	83
ET	71

F

FAB 分類	83
faggot cell	88
FCR 療法	94, 95
FLAIR	97
FLT3-ITD	88
French-American-British Classification	83

G

GCB	65
germinal center B-cell type	65
gero 抗体	87
glycophorin A	87
Golgi area	84
graft-versus-host disease	23, 37
GVHD	23, 37

H

hematopoietic stem cell transplantation	73
high-intermediated risk group	64
HLA-DR	88, 93
HRS 細胞	20
HSCT	73
hypogranular neutrophil	93

I

IGHV	94
IL-12	42
immunoglobulin heavy chain variable region genes	94
interfollicular pattern	64
International Prognostic Index	64
International Prognostic Scoring System	73

International Workshop on CLL	95
intravascular large B-cell lymphoma	63
inv(16)	88
IPI	64
IPSS	73
IR 療法	95, 96
ISRCTN01844152	97
IVLBCL	63
IWCLL	95

J

JULIET	38
juvenile eosinophil	88

K

KarMMa	41
KEYNOTE-183	23
KEYNOTE-185	23
KEYNOTE-204	23

L

LCAR-B38M	41
lymphoid maker	86

M

M0	86
M1	88
M2	87
M4	88, 92
M5a	84, 86, 90
M5b	84
M6b	86, 91
M7	86, 91
major histocompatibility complex	26
mantle cell lymphoma	62
May-grunwald-Giemsa	83

MCL	62
MDS	32, 88
MHC	26
minimal residual disease	96
MLLT3-MLL	88
monoblast	84
monocyte	84
monosomy 7	57
MPN	71
MPN-SAFTSS	73
MRD	96
MRD 陰性化割合	96
MYD88	66
myelodysplastic syndrome	32, 88
Myelofibrosis Secondary to PV and ET-Prognostic Model	74
myeloproliferative neoplasms	71
Myeloproliferative Neoplasm Symptom Assessment Form Total Symptom Score	73
MYSEC-PM	74

N

N-EST	86
NaF	86
natural killer group 2 member D	41
NCT02576977	23
NCT02579863	23
NCT02684292	23
NCT03085173	43
NCT03090659	41
NCT03138499	23
NCT03361748	41
NCT03548207	41
NCT03907488	23
NHL	35

NK 細胞	49
NKG2D	41
non-specific esterase	86
non Hodgkin lymphoma	35
nuclear hypolobation neutrophil	93

O

optical microscopic diagnosis	83

P

pancytopenia	89
PAS 染色	87
PB	83
PD-1	19
PD-L1	19, 20
PEARL5	68
periodic acid-Schiff	83
peripheral blood	83
peroxidase	83
PFS	95
PMF	71
PML-RARA	88
PO	83
polycythemia vera	71
poorly differentiated	90
post-PV-MF	73
post-transplant cyclophosphamide	23
primary myelofibrosis	71
progression free survival	95
promonocyte	84
promyelocyte	84
pseudo Pelger-Huët anomaly	88
PTCy	23
pulmonary hemorrhage	88
pure erythroid leukemia	86
PV	71

R

Ralph Steinman	46
RARA-NPM	88
RARA-PLZF	88
RBM15-MKL1	88
recurrent genetic abnormalities	87
reduced-intensity conditioning	23
RESONATE-2	95
revised Cheson's criteria	22
rias shoreline	85
Richter 症候群	62
RPN1-EVI1	88
RUNX1-RUNX1T1	87

S

SAA	55
scFv	35
severe aplastic anemia	55
SH3BP5	66
single chain variable fragment	35
SWOGS1826	23

T

T 細胞	46
T 細胞受容体	26
t(1;22)	88
t(15;17)	88
t(6;9)	88
t(8;21)	87
t(9;11)	88
T-cell receptor	26
TAA	51
TACI	43
tandem CAR	43
TBP	22
TCR	26
TCR-mimic	33
TCR-T	26, 27
TCR 導入 T 細胞療法	26
TCR 類似	32, 33
thrombopoietin	55
TIL	28
TLS	69
TPO	55
transmembrane activator and calcium-modulator and cyclophilin ligand	43
treatment beyond progression	22
tumor-associated antigens	51
tumor infiltrating lymphocyte	28
tumor lysis syndrome	69

W

western series	68
WHO 血液腫瘍分類	63, 83

Y

Yescarta®	37

Z

ZUMA-1	38

その他

1;22 転座	88
6;9 転座	88
8;21 転座	87
9;11 転座	88
4-1BB	36, 43

投稿規定

『ヘマトロジー』では，以下の規定に沿った投稿を応募しております．本誌編集委員会による審議にて採否を決定します．本文，図・表とも正副2通お送りください(写真は1通分のみでけっこうです)．また，お手許にも同様のものを保存しておいてください．

■本文の長さ：

5,000字程度までとなります(図・表が入る場合は，図・表1点につき400字程度とお考えください．ただし，複数枚の写真を組み合わせた図の場合は，組み合わせた枚数×400字とお考えください)．
表紙(体裁)，タイトル(和文，欧文)，著者名(5名以内，厳守)，著者ローマ字綴り，所属機関および住所，連絡先(電話番号，e-mailアドレス)を記載してください．また，すでに学会等で発表されている場合は，「要旨は～にて発表した」と記載してください．

■脚注に必要な記載事項：

欧文タイトル，発表学会名，著者ローマ字綴り(役職名)：所属機関(住所)，連絡先：住所，電話・FAX番号，e-mailアドレスなど
例：要旨は第●●回日本血液学会■■地方会にて発表した

■本文(表紙をつけ，2枚目から)：

B5判もしくはA4判に，ペン書き(デジタルデータ推奨)，横書，口語体，常用漢字を基準としてご執筆ください(デジタルデータの場合はUSBメモリ，CD-R等に保存し，原稿とともにお送りください)．

■外国語：

本文，図・表などに用いる外国語は，できる限り和訳してください．ただし，外国語名(人名，地名，薬品名など)は原語を用いてください．

■図・表：

図(写真，シェーマ，グラフなど)・表にはそれぞれタイトル(和文)を入れ(例：**図1**～，**表1**～)，必要に応じて説明文もお入れください．写真(スライド)は，プリントしたもの[サービス版(Lサイズ)以上の大きさ]をお送りください．写真上に矢印・文字などが必要な場合は，トレーシングペーパーを使用してください．

■文献：

1) 引用文献に限定し，引用順に配列し，本文中の引用個所には番号ルビ"1，2)"を付してください(文献数は10個程度を目安としてください)．
2) 文献著者名は3名までの場合はそのまま，それ以上の場合は，以下に"ほか"または"et al"を付してください．
3) 文献表題を必ず記載し，以下のような形式に統一してください(原則として，欧文雑誌省略名はPubMed，和文雑誌省略名は原則として，医学中央雑誌にならってください)．

[雑誌] 著者名：タイトル．雑誌名(略称) 巻数(号数)：初ページ～終ページ，発行年
例：Lücking CB, Dürr A, Bonifati V；French Parkinson's Disease Genetics Study Group；European Consortium on Genetic Susceptibility in Parkinson's Disease, et al：Association between early-onset Parkinson's disease and mutations in the parkin gene. N Engl J Med **342**：1560-1567, 2000
[書籍] 著者名：原稿タイトル．ページ，総ページ，書籍名(編集者名)，発行所名，発行地名，発行年
例：横山靖，西元寺克禮：ポリペクトミー．p32-48, 278p, 消化器内視鏡治療マニュアル第2版(藤田力也，比企能樹 編)，南江堂，東京，1998
[URL] 担当者(会社)：サイト名または当該ページ名(アドレス)
例：American Behcets Disease Association：Basics of Behcet's Disease (https://www.behcets.com/basics-of-behcets/)

■掲載：

編集委員会にて採否を決定し，原則として採用順に掲載いたします(採否の連絡につきましては，決定次第ハガキもしくはe-mailにてお知らせいたします)．

■連絡先(原稿送付先)：

〒101-0063　東京都千代田区神田淡路町1-9-5 天翔御茶ノ水ビル211
合同会社クリニコ出版『ヘマトロジー』編集室 宛

■お問い合わせ：

クリニコ出版『ヘマトロジー』編集室
TEL：03-5295-6737
FAX：03-3256-0132

ヘマトロジー1
―血液学からみるがん免疫療法の新時代―

定価（本体 5,200円＋税）

2019年10月15日　初版発行

編　集	小松　則夫
発行者	河田　昭公
発行所	合同会社 クリニコ出版
	〒101-0063 東京都千代田区神田淡路町1-9-5 天翔御茶ノ水ビル
	Tel：03-5295-6737
	Fax：03-3256-0132
	http://clinica-pub.com/
印　刷	中央精版印刷株式会社
制　作	KSt

©2019 Clinica Publishers, LLC, Printed in Japan
ISBN978-4-9910927-3-2 C3047 ￥5200E

本書に掲載された著作物の翻訳・複写・転載・データベースへの取込みおよび送信に関する著作権は，合同会社 クリニコ出版が保有します。

JCOPY ＜（一社）出版者著作権管理機構 委託出版物＞
本書の無断複写は著作権法上での例外を除き禁じられています。複写される場合は，そのつど事前に，（一社）出版者著作権管理機構（Tel：03-5244-5088，Fax：03-5244-5089，e-mail：info@jcopy.or.jp）の許諾を得てください。
本書を無断で複製する行為（コピー，スキャン，デジタルデータ化など）は，著作権法上での限られた例外（「私的使用のための複製」など）を除き禁じられています。大学，病院，企業などにおける内部的な利用であっても，私的使用には該当せず，違法です。また私的利用に該当する場合であっても，代行業者等の第三者に依頼して前述の行為を行うことは違法となります。

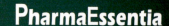

バイオ医薬品で、より良い未来へ。

ファーマエッセンシア ジャパンは、アジア発（台湾）の
グローバル製薬企業の日本法人として設立されました。
私たちのビジョンは、「血液疾患」を中心に、
「オンコロジー」「感染症」という3つの重点領域において
画期的なペグ化技術プラットホームを応用して、
革新的なバイオ医薬品を提供し、
患者さんのアンメット・メディカル・ニーズを満たすことです。
医療関係者の方にとって"より良い治療"の実現と、
患者さんが"より良い生活"を送れる未来の創造を目指します。

ファーマエッセンシア ジャパン　3つのポートフォリオ

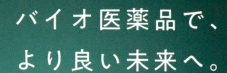

 etter Science, etter Lives.

ファーマエッセンシア ジャパン 株式会社　〒160-0022 東京都新宿区新宿 2-5-12 FORECAST 新宿 AVENUE 5F　http://pharmaessentiajapan.com